受験生の皆さんへ

　過去の問題に取り組む目的は、(1)出題傾向(2)出題方式(3)難易度(4)合格点を知り、これからの受験勉強に役立てることにあります。出題傾向などがつかめれば目的は達成したことになりますが、それを一歩深く進めるのが、受験対策の極意です。

　せっかく志望校の出題と取り組むのですから、本番に即した受験対策の場に活用すべきです。では、どうするのか。

　第一は、実際の入試と同じ制限時間を設定して問題に取り組むこと。試験時間が六十分なら六十分以内で挑戦し、時間配分を感覚的に身に付ける訓練です。

　二番目は、きっちりとした正答チェック。正解出来なかった問題は、正解できるまで、徹底的に攻略する心構えが必要です。間違えた場合は、単なるケアレスミスなのか、知識不足が原因のミスなのか、考え方が根本的に間違えていたためのミスなのか、きちんと確認して、必ず正解が書けるようにしておく。

　正答が手元にある過去問題にチャレンジしながら、正解できなかった問題をほったらかしにする受験生もいます。そのような受験生に限って、他の問題集をやっても、間違いを放置したまま、次の問題、次の問題と単に消化することだけに走っているのではないかと思います。過去問題であれ問題集であれ、間違えた問題は、正解できるまで必ず何度も何度も繰り返しチャレンジする。これが必勝の受験勉強法なことをお忘れなく。

入試問題検討委員会

【本書の内容】

1. 本書は過去6年間の薬学部の公募制推薦入試問題と解答を収録しています。
2. 英語・化学の問題と解答を収録しています。尚、大学当局より非公表の問題は掲載していません。
3. 現在受験生を指導している、すぐれた現場の先生方による解答解説を掲載しています。
4. 本書は問題の微細な誤りをなくすため、実物の入試問題を大学より提供を受け、そのまま画像化して印刷しています。
   <u>平成31年度以降の試験問題には、実際の試験時間を入れています。</u>

尚、本書発行にご協力いただきました先生方に、この場を借り、感謝申し上げる次第です。

目 次

※ 公募制推薦入試（前期）1日目を［Y］と表記しています。

令和3年度

問　題　と　解　答

英　語

問題

(2科目　100分)

3年度

Ⅰ　次の英文を読み，下の問いに答えよ。(42点)

[1]　It might come as a bit of a surprise, but tulips, the vividly* colored yet rather ordinary flowers, have an extraordinary history.　Today the country most commonly associated with tulips is Holland.　However, that was not always the case.　No one is sure where the first tulips came from, but we do know that it was not Holland.　The first wild tulips probably grew thousands of years ago somewhere in the region between Northern China and Southern Europe.

[2]　Turkish rulers, called sultans, were captivated* by the tulip.　From the late fifteenth to early eighteenth centuries, tulips were associated with wealth and high social position in Turkey.　There were special festivals to celebrate the tulip.　On the night of the full moon, crystal vases filled with the most exceptional tulip varieties were placed around the Sultan's gardens.　Crystal lanterns* lit up the enchanting* flowers.　Songbirds in cages entertained the guests, who dressed in a dizzying* range of colors to match the beautiful flowers.　Access to the distinctive* flowers was controlled by law.　It was illegal for most ordinary Turks to grow, buy, or sell them.

[3]　Europeans traveling in Turkey admired the beautiful flowers and brought back descriptions of the extraordinary Turkish tulips.　As far as we know, the first tulip bulbs* from Turkey were sent to the famous botanist* Carolus Clusius (1526-1609) at the Royal Medicinal Gardens in Vienna in the late 1500s.　The bulbs arrived in Holland some years later when Clusius moved to Leiden, taking the Turkish bulbs with him.　There he planted them in the Leiden Botanical Gardens.

[4]　At that time, merchants in Holland had become very rich from trading with other countries.　These Dutch merchants built large, luxurious houses to show off their wealth.　And like the Turkish sultans, they wanted the most dramatic varieties of tulips for their gardens.　But there was a

problem. Clusius did not want to share his tulips. To get them, people had to sneak* into the botanical garden and steal the bulbs.

[5]　Because tulips were so difficult to get and so many wealthy people wanted them, the flowers became very expensive. At first only wealthy merchants could afford them. But in 1630 a new profession began: tulip trading. Traders bought tulip bulbs and then resold them at a much higher price. It seemed an easy way to make money fast.

[6]　Soon the obsession* with tulips had become widespread. Everyone was borrowing money to buy tulip bulbs. Ordinary farmers and workers risked their livelihoods* to buy them. In 1633 one man traded his farmhouse for three bulbs. In 1636 one bulb sold for an astonishing 5,200 guilders*. That was as much money as a rich merchant made in a year! The whole country was wild for tulips. Soon, everyone had tulip fever.

[7]　Today, we can see that the Dutch were not thinking clearly. They believed that tulip prices would rise forever. But of course that was an illusion*. The traders came to their senses first. From one day to the next, they stopped buying tulip bulbs. The demand for tulip bulbs evaporated*, and the tulip markets crashed. Bulbs worth 5,000 guilders one day were worth nothing the next. The lives of ordinary people were destroyed. They lost everything: their homes, their land, their farms, and their life savings.

[8]　Tulip fever was a disaster for ordinary people in Holland, but the financial markets survived. Today, the tulip is a flower for everyone, not just the rich. That is good news for the Dutch, who make hundreds of millions of dollars a year from tulip sales to ordinary people all over the world.

*vividly	鮮やかに
captivated ＜ captivate	魅了する
lanterns ＜ lantern	ランタン，手さげランプ
enchanting	魅惑的な，ほれぼれするような

dizzying	目がくらむような
distinctive	独特な
bulbs < bulb	球根
botanist	植物学者
sneak	こっそり入る
obsession	取りつかれること
livelihoods < livelihood	生計
guilders < guilder	ギルダー(オランダの旧通貨単位)
illusion	思い違い
evaporated < evaporate	消えてなくなる

問　本文の内容を踏まえて，次の英文(A)～(G)の空所 | 1 | ～ | 7 | に入れる
のに最も適当なものを，それぞれ下の①～④のうちから選べ。

(A)　According to the first paragraph, | 1 | .

① Chinese and European flowers were mixed to create the first tulips

② the exact origin of tulips is unknown

③ vividly colored tulips are not usual

④ we are certain that tulips first came from Holland

(B)　According to the second paragraph, | 2 | .

① many Turks were not allowed to own tulips

② rare tulips were planted around crystal vases in the Sultan's gardens

③ songbirds were dressed in bright colors in the Sultan's gardens

④ the Turkish tulips did not blossom except on the night of the full moon

(C) The third paragraph explains that ☐3☐ .

① Carolus Clusius found tulips while traveling in Turkey

② Carolus Clusius moved to Leiden some years after the tulips arrived in Holland

③ the first wild tulips in Europe were discovered in Vienna

④ travelers coming back from Turkey told other Europeans about the beauty of the tulips

(D) According to the fourth paragraph, ☐4☐ .

① Dutch merchants secretly entered the Turkish sultans' gardens to obtain the tulip bulbs

② merchants in Holland built big houses in order to cultivate tulips

③ the famous botanist wanted to prevent other people from acquiring his tulips

④ unlike the Turkish sultans, Clusius did not own the most beautiful types of tulips

(E) According to the fifth and sixth paragraphs, ☐5☐ .

① an illness with a high fever caused by tulip bulbs spread all over the country

② everyone put their lives in danger trying to find tulip bulbs in the wild

③ some people spent more than they could easily afford on tulip bulbs

④ traders could not make money because few people wanted to buy tulips

(F)　In the seventh paragraph, the author says that ⬚6⬚ .

①　Dutch people did not realize at first that tulip prices would fall one day

②　people lost money when a great number of tulip bulbs suddenly disappeared

③　the traders and ordinary people profited when the market crashed

④　the tulip bulbs Dutch people bought did not exist but in their dreams

(G)　According to the eighth paragraph, ⬚7⬚ .

①　everyone in Holland is losing money from tulip sales

②　despite past experience, the Dutch are still strongly connected with the tulip

③　the Dutch buy tulips from people all over the world

④　today, rich people no longer want tulips while ordinary people still like them

Ⅱ 次の英文の空所 8 ～ 12 に入れるのに最も適当なものを，それぞれ下の①～④のうちから選び，会話文を完成せよ。（20点）

Hisayo, from Japan, is a foreign exchange student in Dublin, Ireland. She goes into a bank to exchange Japanese yen for euro.

Bank clerk: Hi. How can I help you?

Hisayo: I'd like to exchange some Japanese yen for euro.

Bank clerk: No problem, ___8___ . How much would you like to change?

① I can help you with that

② it can be helpful

③ that's a big help

④ you can help me out

Hisayo: How much can I get for ¥10,000? I need some cash to buy ___9___ .

① a gift for my host mother

② dinner for my friend

③ souvenirs for my friends in Japan

④ warm winter clothes for my classmates

Bank clerk: Oh, you're staying with a family? That's nice. ___10___ ?

① How long have you been in Ireland

② What does your host mother do

③ Where do you want to buy souvenirs

④ Why do you need warm clothes

Hisayo: About a year. I came here because I'm interested in studying Irish literature.

Bank clerk: That sounds very interesting. I hope it ___11___ for you. As for your exchange, ¥10,000 will get you €83.42. Does that sound ok?

① goes by

② goes in

③ goes off

④ goes well

Hisayo: ___12___ . Thank you very much.

① I don't mind

② I think so

③ It's true

④ It's wrong

Ⅲ 次の英文(A)〜(D)の空所 13 〜 16 に入れるのに最も適当なものを，そ
れぞれ下の①〜④のうちから選べ。（12点）

(A) I could not get my son (13) that studying was important for his
future.

  ① to realize　　② realize　　③ realizing　　④ realized

(B) (14) she was a little tired, she decided not to go out after dinner.

  ① As　　　　② Because of　　③ So　　　　④ Therefore

(C) I hope dinner will be ready by the time she (15) home.

  ① come　　　　　　　② comes

  ③ will come　　　　　④ will have come

(D) (16) of the children wanted to stay outdoors after school.

  ① Almost　　② Most　　③ Much　　④ No

Ⅳ　次の英文(A)～(E)の空所 17 ～ 21 に入れるのに最も適当なものを，それぞれ下の①～④のうちから選べ。（10点）

(A)　To make the country better, each person must vote according to his or her own (17).

① absence ② conscience ③ indifference ④ innocence

(B)　Thirty years ago today, the two armies fought a (18) battle in the very place where we are standing now.

① blank ② capital ③ fierce ④ neutral

(C)　I have to walk to the supermarket because my car is (19) repair.

① behind ② during ③ inside ④ under

(D)　Only those who have special (20) from the police can park in this area.

① government ② hostage ③ permission ④ resistance

(E)　She (21) a minor position in the local government.

① manifests ② occupies ③ reduces ④ transports

Ⅴ　次の文(A)〜(D)を，与えられた語(句)を用いて英文に訳したとき，空所 22 〜
29 に入れるのに最も適当なものを，それぞれ下の①〜⑦のうちから選べ。

(16点)

(A)　食べすぎたので，夕食のあと吐きそうな気分になりました。

Too (　　　) (22) (　　　) (　　　) (23) (　　　) (　　　)
after dinner.

① feel　　　　② food　　　　③ like　　　　④ made

⑤ me　　　　⑥ much　　　　⑦ throwing up

(B)　昨晩，熊のようなものを見たのですが，それは大きな猪だと判明しました。

Last night, I (　　　) (24) (　　　) (　　　) (25), (　　　)
(　　　) turned out to be a big wild boar.

① a bear　　　② but　　　　③ it　　　　④ like

⑤ looked　　　⑥ saw　　　　⑦ what

(C)　台所をきれいにするのに三時間もかかってしまいました。

It (　　　) (26) (　　　) (　　　) (27) (　　　) (　　　) clean
the kitchen.

① less　　　　② me　　　　③ no　　　　④ than

⑤ three hours　⑥ to　　　　⑦ took

(D)　すべての薬は，子どもたちの目の届かないところにしまっておくべきです。

You (　　　) (28) (　　　) (　　　) (29) (　　　) (　　　) of
children.

① all　　　　② of　　　　③ out　　　　④ should

⑤ store　　　⑥ the medicines　⑦ the sight

化　学

問題

（2科目　100分）

3年度

必要があれば，次の数値を用いよ。

原子量：H＝1.0　　　C＝12　　　N＝14　　　O＝16

S＝32　　　Cu＝64

アボガドロ定数：$N_A = 6.02 \times 10^{23}$/mol

気体定数：$R = 8.31 \times 10^3$ Pa·L/(K·mol)

ファラデー定数：$F = 9.65 \times 10^4$ C/mol

Ⅰ 次の問い（問 1 ～問 3 ）に答えよ。(23点)

問 1 共有結合，金属結合，水素結合，ファンデルワールス力のうち，分子間力となり得るものはいくつあるか。その数を直接マークせよ。 　1　

問 2 圧力一定の時，一定物質量の気体の体積は，温度が 1 K 上昇するごとに，0℃における体積の 1 / 　A　 倍ずつ増加する。 　A　 に入る数字の十の位の数を直接マークせよ。 　2　

問 3 次の(1)～(3)の記述 a ～ c について正しいものはどれか。最も適当なものを下の＜解答群＞から選べ。ただし，同じものを繰り返し選んでもよい。

(1) a 固体の溶解においては，溶解度まで溶質を溶かした溶液を飽和溶液という。

   b モル濃度は溶媒 1 L に溶けている溶質の量を物質量〔mol〕で表した濃度である。

   c 分子量 180 の非電解質の物質が 1.8 g 溶けている 100 mL の水溶液の浸透圧は，27℃で，2.49 × 10² Pa である。

  　3　

(2) a 結晶格子における最小の繰り返し単位を単位格子という。

   b 結晶中の 1 個の粒子から最も近いところに存在するほかの粒子の数を配位数という。

   c 単位格子の一辺の長さが同じ体心立方格子と面心立方格子に含まれる原子の半径を比べると，面心立方格子は体心立方格子の 1.5 倍である。

  　4

(3)　a　第一イオン化エネルギーが大きい原子ほど，陽イオンになりやすい。

　　　b　同族元素のイオンを比較すると，原子番号が大きいほど，イオン半径
　　　　も大きい。

　　　c　電子親和力が大きい原子ほど，陰イオンになりやすい。

5

＜解答群＞

①　a　　　　　②　b　　　　　③　c　　　　　④　aとb

⑤　aとc　　　⑥　bとc　　　⑦　aとbとc　⑧　正しいものはない

Ⅱ 次の問い（問1〜問3）に答えよ。(17点)

問1 白金を電極に用いて，硫酸銅（Ⅱ）$CuSO_4$ 水溶液を 0.50 A の電流で 38 分 30 秒間電気分解したとき，陰極に析出する物質の質量〔g〕はいくらか。その値の小数第3位を四捨五入し，小数第1位，小数第2位の数を直接マークせよ。

小数第1位：　6　　　小数第2位：　7

問2 アンモニア NH_3 の生成熱はいくらか。その値の小数第1位を四捨五入し，十の位，一の位の数を直接マークせよ。ただし，H−H 結合の結合エネルギーは 436 kJ/mol，N≡N 結合の結合エネルギーは 945 kJ/mol，N−H 結合の結合エネルギーは 390 kJ/mol とする。

十の位：　8　　　一の位：　9

問3 化学反応 A ＋ B ⇄ C において，触媒を用いたときに，次のa〜dのうち，変化するものはどれか。最も適当な組み合わせを下の①〜⑥から選べ。

　10

a　A ＋ B → C の活性化エネルギーの値
b　C → A ＋ B の活性化エネルギーの値
c　A ＋ B → C の反応熱の値
d　A ＋ B → C の反応速度の値

① aとc　　　② bとd　　　③ aとbとc
④ aとbとd　⑤ bとcとd　⑥ aとbとcとd

Ⅲ　次の問い(問 1 ～問 4)に答えよ。(30点)

問 1　次の(1)～(5)の各記述 a ～ c について正しいものはどれか。最も適当なもの
　　　を下の＜解答群＞から選べ。ただし，同じものを繰り返し選んでもよい。

(1)　a　ハロゲンの単体の酸化力は，原子番号が小さいほど強い。
　　　b　塩素は，常温で黄緑色の気体である。
　　　c　ヨウ素は，水に溶けやすく，水と反応しやすい。

11

(2)　a　炭酸ナトリウムは，重曹ともいわれる。
　　　b　酸化カルシウムは，生石灰ともいわれる。
　　　c　硫酸カルシウム二水和物は，セッコウともいわれる。

12

(3)　a　次亜塩素酸ナトリウムは，酸化力が強く，漂白剤，殺菌剤として使わ
　　　　れる。
　　　b　フッ化銀以外のハロゲン化銀は，水によく溶ける。
　　　c　フッ化水素酸は，褐色のガラスビンに保存しなければならない。

13

(4)　a　アルミニウムは，ボーキサイトから得られる酸化アルミニウムの融解
　　　　塩(溶融塩)電解により得られる。
　　　b　ルビーやサファイアの主成分は，酸化アルミニウムである。
　　　c　硫酸アルミニウムと硫酸カリウムの混合水溶液を濃縮して得られる
　　　　ミョウバンは，正八面体の結晶である。

14

(5)　a　銅と亜鉛の合金を青銅，銅とスズの合金を黄銅という。

　　　b　単体の銅は，粗銅を電解精錬して得られる。

　　　c　銅を空気中で加熱すると黒色の酸化銅(II)となり，さらに1000℃以上に加熱すると赤色の酸化銅(I)になる。

$$\boxed{15}$$

＜解答群＞

① a　　　　② b　　　　③ c　　　　④ aとb

⑤ aとc　　⑥ bとc　　⑦ aとbとc　⑧ 正しいものはない

問2　Ag^+，Al^{3+}，Ca^{2+}，Fe^{3+}，Na^+，Pb^{2+}，Zn^{2+}の金属イオンを含む混合水溶液がある。この水溶液を酸性にして，H_2Sを通じたとき，沈殿する金属イオン2つはどれか。最も適当なものを次の①〜⑦から選べ。ただし，解答の順序は問わない。　$\boxed{16}$，$\boxed{17}$

① Ag^+　　② Al^{3+}　　③ Ca^{2+}　　④ Fe^{3+}　　⑤ Na^+

⑥ Pb^{2+}　　⑦ Zn^{2+}

問3　一酸化窒素，二酸化窒素を実験室で，2つの物質を使用してつくるとき，最も適当な物質を下の①〜⑨から選べ。ただし，同じものを繰り返し選んでよい。また，物質については，解答の順序を問わない。

一酸化窒素：物質 $\boxed{18}$，$\boxed{19}$

二酸化窒素：物質 $\boxed{20}$，$\boxed{21}$

① 炭酸カルシウム　　② 銅　　　　　　③ 鉄

④ 濃硝酸　　　　　　⑤ 希硝酸　　　　⑥ 塩素酸カリウム

⑦ 塩化アンモニウム　⑧ 硫化鉄　　　　⑨ 亜鉛

問4　硫酸の性質について，正しいものはどれか。次の①～⑤から選べ。　22

   ① 濃硫酸は，粘性が高い黄色の液体である。

   ② 濃硫酸は，吸湿性があり，乾燥剤として用いられる。

   ③ 濃硫酸は，揮発性の酸である。

   ④ 加熱した濃硫酸には，強い還元作用がある。

   ⑤ アルカリ土類金属元素と硫酸の塩は，水によく溶ける。

Ⅳ 次の問い（問1〜問3）に答えよ。(30点)

問1 次の(1)〜(5)中の 23 〜 28 にあてはまる最も適当な化合物名を，下の＜解答群＞から選べ。ただし，同じものを繰り返し選んでもよい。

(1) エタノールを硫酸酸性の二クロム酸カリウム水溶液に加えて加熱し，蒸留すると 23 が得られる。さらに， 23 が酸化されると 24 になる。

(2) エタノールと 24 との混合物に触媒として少量の濃硫酸を加えて加熱すると 25 になる。

(3) エタノールは，濃硫酸との加熱により縮合反応を起こし， 26 になる。

(4) 化合物 23 〜 26 のうち，銀鏡反応を示すのは， 27 である。

(5) 化合物 23 〜 26 のうち，エステル結合をもつのは， 28 である。

＜解答群＞
① 酢酸　　　　　　　② アセトン　　　　　③ エチレン
④ アセトアルデヒド　⑤ ジエチルエーテル　⑥ ホルムアルデヒド
⑦ 酢酸エチル　　　　⑧ アセチレン

問2　不純物を含むエタノール 12.5 mL に濃硫酸を加え，約 170 ℃で加熱すると脱水反応が起こり，化合物 X が 5.60 g 生じた。エタノールの純度（質量パーセント）はいくらか。最も適当なものを次の①〜⑥から選べ。ただし，不純物を含むエタノールの密度を 0.800 g/cm³ とし，化学反応は完全に進行して，エタノールに含まれる不純物は反応に関与しないものとする。　29

① 59　　　　　　　② 68　　　　　　　③ 74

④ 84　　　　　　　⑤ 92　　　　　　　⑥ 95

問3　炭素，水素，酸素からなる，分子量が 100 以下の有機化合物 Y を 7.4 mg 完全燃焼させると，CO_2 17.6 mg と H_2O 9.0 mg が生成した。以下の(1)・(2)に答えよ。

(1)　この有機化合物 Y の異性体は，Y を含めていくつあるか。その数を直接マークせよ。ただし，鏡像異性体は含めない。　30

(2)　この有機化合物 Y の異性体のうち，Y を含めて不斉炭素原子を持つ化合物はいくつあるか。その数を直接マークせよ。　31

英　語

解答　　　　　　　3年度

右段上部（続き）：

として命を危険にさらした
③　チューリップの球根に、自分が容易に賄える以上の金を投じた人もいた
④　チューリップを買いたがる人がほとんどいなかったので、投機家は儲からなかった

(F)　「第7段落で筆者は、…と述べている。」
①　オランダ人は最初、チューリップの価格がいつか下落することを知らなかった
②　多くのチューリップの球根が突然消えたとき、人々はお金を失った
③　市場が暴落したとき、トレーダーと一般の人々は利益を得た
④　オランダ人が買ったチューリップの球根は、彼らの夢の中にしか存在しなかった。

(G)　「第8段落によれば、…。」
①　オランダ人全員が、チューリップの販売で損をしつつある
②　過去の経験にもかかわらず、オランダ人は今でもチューリップと強く結びついている
③　オランダ人は世界中の人々からチューリップを買う
④　今日では、金持ちはもはやチューリップを欲しないが、普通の人はまだチューリップが好きだ

〔全訳〕
［1］　少し意外かもしれないが、鮮やかな色をしながらも普通の花であるチューリップには、並外れた歴史がある。今日、チューリップと最もよく結びついている国はオランダだ。しかし、いつもそうだというわけではなかった。最初のチューリップがどこから来たのかは誰にもわからないが、オランダではないことは知られている。最初の野生のチューリップは、おそらく数千年前に中国北部と南ヨーロッパの間の地域で育った。

［2］　スルタンと呼ばれるトルコの支配者たちはチューリップに魅了された。15世紀末から18世紀初頭にかけて、チューリップはトルコにおける富と高い社会的地位を連想させるものだった。チューリップを祝う特別な祭りがあった。満月の夜、スルタンの庭園の周りには、最も珍しい種類のチューリップで満たされたクリスタルの花瓶が置かれていた。クリスタルのランタンが魅惑的な花を照らしていた。鳥かごに入った鳴き鳥が、ゲストたち——この華やかな花に合わせて目もくらむようなさまざまな色の服を着たゲストたち——を楽しませた。この異彩を放つ花に近づくことは法律で規制されていた。多くの一般トルコ人にとって、この花を育てたり、買ったり、売ったりすることは違法だった。

［3］　トルコを旅行していたヨーロッパ人たちは、この美しい花に見とれ、素晴らしいトルコのチューリップの話を持ち帰った。私たちの知るところでは、トルコ

左段：

推　薦

I

〔解答〕
(A)　②
(B)　①
(C)　④
(D)　③
(E)　③
(F)　①
(G)　②

〔出題者が求めたポイント〕

選択肢訳
(A)　「第1段落によれば、…。」
①　中国の花とヨーロッパの花を掛け合わせて、最初のチューリップを作った
②　チューリップの正確な起源は知られていない
③　鮮やかな色のチューリップは普通ではない
④　チューリップが最初にオランダから来たのは確かだ
(B)　「第2段落によれば、…。」
①　多くのトルコ人はチューリップを所有することを許されなかった
②　珍しいチューリップが、スルタンの庭のクリスタル花瓶の周りに植えられた
③　鳴き鳥たちは、スルタンの庭で明るい色の服を着ていた
④　トルコのチューリップは満月の夜以外には咲かなかった
(C)　「第3段落は、…と説明している。」
①　カロルス・クルシウスは、トルコを旅行中にチューリップを見つけた
②　カロルス・クルシウスは、チューリップがオランダに到着した数年後ライデンに移った
③　ヨーロッパで最初の野生のチューリップはウィーンで発見された
④　トルコから帰ってきた旅行者たちは、他のヨーロッパ人にチューリップの美しさを語った
(D)　「第4段落によれば、…。」
①　オランダの商人たちは、チューリップの球根を得るためにトルコのスルタンの庭に忍び込んだ
②　オランダの商人たちは、チューリップを栽培するために大きな家を建てた
③　有名な植物学者は、他の人々が自分のチューリップを入手するのを防ぎたかった
④　トルコのスルタンとは異なり、クルシウスは最も美しい種類のチューリップを所有していなかった
(E)　「第5段落及び第6段落によれば、…。」
①　チューリップの球根によって引き起こされた高熱の病気が国中に広がった
②　誰もが、野生のチューリップの球根を見つけよう

産の最初のチューリップ球根は、1500年代後半、ウィーン王立医学園の有名な植物学者のカロルス・クルシウス(1526-1609)に送られた。この球根は、数年後クルシウスがこれを持ってライデンに移ったとき、オランダにたどり着いた。そこで彼はこの球根をライデン植物園に植えた。

［4］　当時オランダの商人たちは、外国との貿易で大金持ちになっていた。これらのオランダ商人は自分たちの富を誇示するために、大きくて豪華な家を建てた。彼らは、トルコのスルタンと同じように、最も印象的な種類のチューリップを庭に欲した。しかし問題があった。クルシウスは自分のチューリップを人と分け合いたくなかったのだ。球根を手に入れるためには、人々は植物園にこっそり入り、それを盗まねばならなかった。

［5］　チューリップは手に入りにくく、とても多くのお金持ちが欲したので、非常に高価なものとなった。最初は裕福な商人しか手が出せなかった。しかし、1630年に新たな職業が始まった。チューリップ取引である。投機家たちがチューリップの球根を購入し、それをずっと高い価格で転売した。それはお金を素早く稼ぐ簡単な方法のように思えた。

［6］　すぐにチューリップへの執着が広まった。あらゆる人が、チューリップの球根を買うためにお金を借りようとした。普通の農民や労働者も、球根を買うためにあえて自分の生計を賭けた。1633年、ある男が自分の農場の家屋を3つの球根と交換した。1636年、1個の球根が5,200ギルダーという驚異的な値段で売れた。それは金持ちの商人が1年で稼ぐのと同程度の金額だった。国中がチューリップに熱中していた。まもなく、皆がチューリップ熱にかかってしまった。

［7］　今日私たちは、オランダ人が明瞭に考えていなかったことが分かる。彼らはチューリップの値段が永遠に上がると信じていた。しかしもちろんそれは幻想だった。商人たちがまず正気を取り戻した。彼らは日ごとにチューリップの球根を買うのを止めだした。チューリップの球根に対する需要は消えてなくなり、チューリップ市場は暴落した。ある日に5,000ギルダーの価値があった球根は、次の日には何の価値もなかった。庶民の生活は破壊された。彼らはすべてのもの——自分の家、土地、農場、そして生涯の貯蓄——を失った。

［8］　チューリップ熱はオランダの一般市民にとっては災難だったが、金融市場は生き延びた。今日、チューリップはお金持ちだけでなく、皆の花だ。このことは、世界中の市井の人々に向けたチューリップ販売で、年間数億ドルを稼いでいるオランダ人にとって朗報と言える。

Ⅱ
〔解答〕
8　①
9　①

10　①
11　④
12　②

〔出題者が求めたポイント〕
選択肢訳
8　① 私はそれを手伝うことができる
　　② それは役に立つことがある
　　③ それは大きな助けになる
　　④ あなたは私を助けることができる
9　① ホストマザーへの贈り物
　　② 友人のための夕食
　　③ 日本の友人へのお土産
　　④ クラスメートのための暖かい冬服
10　① アイルランドに来てどのくらいになりますか
　　② ホストマザーは何をしていますか
　　③ あなたはどこでお土産を買いたいですか
　　④ どうして暖かい服が必要なのですか
11　① 通り過ぎる
　　② 中に入る
　　③ 立ち去る
　　④ うまくいく
12　① かまいません
　　② そう思います
　　③ 本当です
　　④ 間違っています

〔全訳〕
日本から来たヒサヨは、アイルランドのダブリンにいる留学生だ。彼女は日本円をユーロに両替するために銀行へ行く。

銀行員：こんにちは。どのようなご用件でしょうか。
ヒサヨ：日本円をユーロに両替したいのですが。
銀行員：分かりました。｜8｜お手伝いいたします。いくら両替なさいますか。
ヒサヨ：1万円でどれくらいになりますか？｜9｜ホストマザーへの贈り物を買うのに現金が必要なのです。
銀行員：ああ、ホストファミリーのところにお泊まりなのですね。それはいいですね。｜10｜アイルランドに来てどのくらいになりますか？
ヒサヨ：約1年です。アイルランド文学に興味があって来ました。
銀行員：おもしろそうですね。｜11｜うまくいくといいですね。両替ですが、1万円で83.42ユーロになります。それでよろしいですか？
ヒサヨ：｜12｜よいと思います。ありがとうございました。

Ⅲ
〔解答〕
(A)　①

(B) ①
(C) ②
(D) ②

〔出題者が求めたポイント〕
(A) get + O + to V「〜 に…させる」。
(B) 従属接続詞だけが入る。Because of は前置詞なの
で、後ろに S + V は来れない。So と Therefore は副
詞なので、2 文をつなぐことはできない。
(C) by the time は「〜する時までに」の意味の接続詞。
時を表す接続詞中は、未来のことは現在形で表すので、
comes が正解。
(D) Almost は副詞、No は形容詞なので不可。Much
は不可算名詞に用いる。選択肢に Many または None
があれば、それは可。

〔設問訳〕
(A) 私は息子に、勉強が彼の将来にとって重要であるこ
とを理解させられなかった。
(B) 彼女は少し疲れていたので、夕食後は外出しないこ
とにした。
(C) 私は、彼女が帰宅するまでに夕食の用意ができてい
ることを望む。
(D) 子供たちの多くは、放課後屋外にいたがった。

Ⅳ
〔解答〕
(A) ②
(B) ③
(C) ④
(D) ③
(E) ②

〔出題者が求めたポイント〕
(A) absence「不在」。conscience「良心」。indifference「無
関心」。innocence「無邪気」。
(B) blank「空白の」。capital「首都」。fierce「激しい」。
neutral「中立の」。
(C) under repair「修理中」。他に、under construction
「建築中」、under discussion「討議中」などがある。
(D) government「政府」。hostage「人質」。permission「許
可」。resistance「抵抗」。
(E) manifests「出現する」。occupies「占める」。
reduces「減らす」。transports「輸送する」。

〔設問訳〕
(A) 国をより良くするには、ひとり一人が良心に従っ
て投票しなければならない。
(B) 30 年前の今日、我々が立っているまさにこの場所
で両軍は激戦を繰り広げた。
(C) 車が修理中なので、私はスーパーまで歩かなけれ
ばなりません。
(D) 警察から特別な許可を得た人だけが、このエリア
に駐車できます。
(D) 彼女は地方自治体で低い職位に就いている。

Ⅴ
〔解答〕
(A) 22 ②　　23 ①
(B) 24 ⑦　　25 ①
(C) 26 ②　　27 ④
(D) 28 ⑤　　29 ③

〔出題者が求めたポイント〕
正解の英文
(A) Too (much) (food) (made) (me) (feel)
(like) (throwing up) after dinner.
(B) Last night, I (saw) (what) (looked) (like)
(a bear), (but) (it) turned out to be a big wild
boar.
(C) It (took) (me) (no) (less) (than) (three hours)
(to) clean the kitchen.
(D) You (should) (store) (all) (the medicines)
(out) (of) (the sight) of children.

化　学

解答　3年度

Ⅰ

〔解答〕

問1　| 1 |　2

問2　| 2 |　7

問3　(1) | 3 |　1　(2) | 4 |　4　(3) | 5 |　6

〔出題者が求めたポイント〕

小問集合

〔解答のプロセス〕

問1　分子間力は分子の間に働く力である。共有結合と金属結合は原子の間に働く結合なので異なる。

問2　シャルルの法則から　$\dfrac{V_1}{T_1}=\dfrac{V_2}{T_1+1}=\dfrac{V_0}{273}$

$\Delta V=V_2-V_1=\left(\dfrac{T_1+1}{T_1}-1\right)V_1=\dfrac{V_1}{T_1}=\dfrac{V_0}{273}$

ゆえに，1K上昇したときの体積変化ΔVは，0℃のときの体積V_0の1/273である。

問3　(1) b，モル濃度は溶媒ではなく，溶液1ℓに溶けている物質量である。

c，$\Pi=\dfrac{0.01}{0.1}\times8.31\times10^3\times300=2.49\times10^5(Pa)$

よって正しいのは，a

(2) c，単位格子の一辺の長さを a とすると，体心立方格子と面心立方格子の原子半径 $r_体$ と $r_面$ は

$r_体=\dfrac{\sqrt{3}}{4}a$，$r_面=\dfrac{\sqrt{2}}{4}a$

で表される。よって，正しいのは a と b

(3) a，第一イオン化エネルギーが小さいほど，陽イオンになりやすい。よって，正しいのは b と c

Ⅱ

〔解答〕

問1　| 6 |　3　　| 7 |　8

問2　| 8 |　4　　| 9 |　4

問3　| 10 |　4

〔出題者が求めたポイント〕

電気　熱化学　反応速度

〔解答のプロセス〕

問1　$\dfrac{38\times60+30}{9.65\times10^4}\times\dfrac{1}{2}\times64=0.383\cdots$

問2　$\dfrac{1}{2}N_2(気)=N(気)-945\times\dfrac{1}{2}kJ$

$\dfrac{3}{2}H_2(気)=3H(気)-436\times\dfrac{3}{2}kJ$

$+)\ -NH_3(気)=-N(気)-3H(気)+390\times3$

$\overline{\dfrac{1}{2}N_2(気)+\dfrac{3}{2}H_2(気)=NH_3(気)+45.5kJ}$

4

Ⅲ

〔解答〕

問1　(1) | 11 |　4　(2) | 12 |　6　(3) | 13 |　1

　　(4) | 14 |　7　(5) | 15 |　6

問2　| 16 |　1　　| 17 |　6　（順不同）

問3　| 18 |　2　　| 19 |　5　（順不同）

　　| 20 |　2　　| 21 |　4　（順不同）

問4　| 22 |　2

〔出題者が求めたポイント〕

問1　(1) a，ハロゲンの酸化力で一番強いのはフッ素で原子量はハロゲンの中で最小である。正しい。

c，ヨウ素は水に溶けにくい。　正しいのは a と b

(2) 重曹は炭酸水素ナトリウム。b と c は正しい。

(3) b，フッ化銀のみが水に易溶。他のハロゲン化銀は水に難溶である。

c，フッ化水素はガラス(SiO_2)と反応するのでガラスびんには保存できない。正しいのは a。

(4) どれも正しい。

(5) a，逆である。青銅は銅とスズ，黄銅が銅と亜鉛の合金。他2つは正しい。

問2　一般に酸性条件で硫化物の沈殿をつくるイオン(Cu^{2+}など)がいないが，Ag^+やPb^{2+}も酸性条件で沈殿する。

問3　一酸化窒素は希硝酸と二酸化窒素は濃硝酸とそれぞれ銅や銀が反応したときに発生する。

Ⅳ

〔解答〕

問1　(1) | 23 |　4　　| 24 |　1

　　(2) | 25 |　7　(3) | 26 |　5

　　(4) | 27 |　4　(5) | 28 |　7

問2　| 29 |　5

問3　(1) | 30 |　7　(2) | 31 |　1

〔出題者が求めたポイント〕

有機化学（脂肪族）

〔解答のプロセス〕

問1　(1) エタノールの酸化で得られる | 23 | は，さらに酸化されていることからアセトアルデヒドとわかる。同時に | 24 | は酢酸である。

(2) エタノールと酢酸の脱水縮合により酢酸エチルが得られる。

(3) エタノールと濃硫酸の反応は2つあるが，本問では「縮合」とあるので分子間脱水反応を考える。よってジエチルエーテルである。

(4) 還元性をもつのはアルデヒドである | 23 | のアセトアルデヒド

(5)　エステルは $\boxed{25}$ の酢酸エチル

問2　加熱した温度から，X はエチレン（分子量 28）とわかる。X5.6 g は 0.2 mol で，反応したエタノールも 0.2 mol いたことがわかる。よって，純度は

$$\frac{0.2 \times 46}{12.5 \times 0.8} = 0.92 \quad \underline{92\%}$$

問3　　C：$17.6 \times \dfrac{12}{44} = 4.8\,(\text{mg})$

　　　　H：$9.0 \times \dfrac{2}{18} = 1.0\,(\text{mg})$

　　　　O：$7.4 - (4.8 + 1.0) = 1.6\,(\text{mg})$

　　　　C：H：O $= \dfrac{4.8}{12} : \dfrac{1.0}{1} : \dfrac{1.6}{16} = 4 : 10 : 1$

$C_4H_{10}O$ は原子量の合計が 74 なので，Y は $C_4H_{10}O$

(1)　$C_4H_{10}O$ のアルコールは　1-ブタノール，2-ブタノール，2-メチル-1-プロパノール，2-メチル-2-プロパノールの 4 種

エーテルは　メチル-n-プロピルエーテル，メチル-i-プロピルエーテル，ジエチルエーテルの 3 種

環構造や二重結合はないので，この 7 種が Y の異性体である（どれが Y かは分からない）。

(2)　不斉炭素原子をもつのは，上記 7 種のうち 2-ブタノールのみ。

令和2年度

問 題 と 解 答

英　語

問題

(2科目　100分)

2年度

I 次の英文を読み，下の問いに答えよ。(42点)

[1]　For most people living in cities, buying fresh vegetables and fruits means a trip to the supermarket. But how far does the produce* have to travel to get to the store? In the United States, the average American produce has to travel 2,400 km to reach the supermarket where it is sold. And many other kinds of produce in the supermarkets are imported from other countries, especially in the winter. It isn't hard to find fresh strawberries in the middle of January in Chicago. They have been flown in from South America.

[2]　The United States isn't the only country that imports food. Most countries do. In fact, in Japan, 60 percent of supermarket food comes from overseas. In the United Kingdom, some studies say that 40 percent of food is imported. The city of London alone imports 80 percent of its food from as close as Europe and as far away as South Africa and New Zealand. If your bananas traveled 5,000 km to reach you, are they still "fresh?"

[3]　A lot of oil is used to grow and ship the food you find in the supermarket. Many studies say that ten calories of carbon energy* are used to make and deliver every one calorie of food we eat, and not everyone is happy about this. Some people want to use less energy because it's better for the environment. Others want to use less energy because they are worried that oil prices will rise in the future.

[4]　Recently, the answer for more and more people is to grow their own food—even if they live in crowded cities. This trend, called urban agriculture, or urban farming, can be found all over the world. In Tokyo, Japan, for example, the recruitment company Pasona has been growing food inside its office building for several years. They started with a rice paddy* inside their building. Recently, they moved their urban farm, called Pasona O2, to a new building, where they are growing not only rice, but 200 other

kinds of plants, including many vegetables. In other parts of Tokyo, some restaurants are growing food in roof gardens, or even on the outside walls of their buildings.

[5]　　In Frankfurt, Germany, there is a popular community-based group that rents small pieces of land for people to grow their own food. Office workers can now become "farmers" by coming to take care of their plants once or twice a week and enjoy eating their own fresh produce as well.

[6]　　Another community-based group, called Brooklyn Grange, grows vegetables on New York City rooftops and sells them to people and businesses around the city. Brooklyn Grange welcomes people to volunteer with them and learn more about farming. In addition to learning some useful skills, they say volunteering is a good way for people to get to know other people in their neighborhoods.

[7]　　How much food can people grow in small spaces? In the city of Pasadena, California, the Dervaes family grows almost all of the food it eats in an area that is only about 400 square meters. They started this project in the 1980s because they wanted to live their lives using very little or no carbon energy. They also have an online journal and blog to teach other people how to grow their own food.

[8]　　In fact, it's easy to find blogs by urban farmers who are sharing their stories and farming tips with people all over the world. Urban farming isn't just helping people grow fresh food. It is also helping communities to develop and grow in city neighborhoods and online around the world.

*produce　　　　　農産物
　carbon energy　　石油などから得られるエネルギー
　rice paddy　　　　水田

問　本文の内容を踏まえて，次の英文(A)～(G)の空所 ┃ 1 ┃ ～ ┃ 7 ┃ に入れる
のに最も適当なものを，それぞれ下の①～④のうちから選べ。

(A)　According to the first paragraph, ┃ 1 ┃ .

① American farmers have to travel 2,400 km to sell fresh vegetables and fruits

② it is impossible for Americans to import fruits from other countries in the winter

③ most people living in American cities go to farms to buy fresh vegetables and fruits

④ strawberries from South America are available in Chicago in January

(B)　The second paragraph states that ┃ 2 ┃ .

① 60 percent of supermarkets in Japan import food from overseas

② most countries import food from the United States

③ the city of London imports food from Europe, South Africa, and New Zealand

④ the United Kingdom imports 40 percent of its food from Europe

(C)　The third paragraph says that ┃ 3 ┃ .

① environmental concerns are the exclusive reason why people want to use less energy

② people use a lot of energy produced from oil to grow and deliver food

③ some people are dissatisfied with supermarkets where a lot of carbon energy is used

④ ten calories of carbon energy are used to cook one calorie of food

(D)　According to the fourth paragraph, _____4_____ .

① Pasona O2 is an urban farm built outside the office building

② Pasona runs restaurants which grow food in roof gardens in Tokyo

③ Pasona started engaging in urban farming by growing rice inside its office building

④ urban agriculture is a recent trend that is found uniquely in Japan

(E)　According to the fifth and sixth paragraphs, _____5_____ .

① Brooklyn Grange rents rooftops for business people to grow and sell food

② Brooklyn Grange sends volunteers to teach urban farming to business people

③ some office workers in Frankfurt buy small pieces of land and grow their own food

④ volunteering with Brooklyn Grange helps neighbors get to know each other

(F)　According to the seventh and eighth paragraphs, _____6_____ .

① the Dervaes family teaches people online how to grow their own food

② the Dervaes family used to grow a lot of food in a large area in the 1980s

③ urban farmers read online journals to learn how to increase the use of carbon energy

④ urban farmers teach people how to use online blogs or journals properly

(G)　According to the entire passage, urban farming _____ 7 _____ .

① has become popular because people want to use less energy

② has destroyed the environment in urban areas

③ is a recent trend spread by supermarkets around the world

④ is the most effective way to reduce carbon energy

Ⅱ　次の英文の空所 [8] ～ [12] に入れるのに最も適当なものを，それぞれ下の①～④のうちから選び，会話文を完成せよ。(20点)

Two Japanese university students, Tomoko and Erina, are talking about their future plans.

Tomoko: So, Erina, what would you like to do after you graduate?

Erina: Actually, I'd love to be an interpreter. I'm really _____[8]_____ .

① interested in languages

② lacking in confidence

③ poor at languages

④ reluctant to communicate

Tomoko: I think that's very important to becoming a good interpreter. But are you planning on working overseas?

Erina: Not really. I'll probably _____[9]_____ as my family and friends are here.

① live in other countries

② take many trips

③ travel abroad

④ work for a domestic company

Tomoko: Do you think you'll be able to work as an interpreter even if you don't go overseas?

Erina: Oh, yes. I'm _____[10]_____ . If anything, the number of interpreting jobs is increasing, as more visitors are arriving in Japan every year. How about you? What are your plans after graduation?

① anticipating a rapid decline

② assuming I won't be able

③ not expecting that to happen

④ not worried about that at all

Tomoko: Oh, _____11_____ . I'm going to be the boss of a major company.

   ① I'd rather not say

   ② I have big plans

   ③ I haven't decided

   ④ I lack ambition

Erina: That's an impressive goal, but it probably won't happen right away. You'll have to _____12_____ .

   ① argue with your boss

   ② finish at the bottom

   ③ start at the top

   ④ work your way up

Tomoko: I know it will be hard work, but it will be worth it.

Ⅲ　次の英文(A)〜(D)の空所 13 〜 16 に入れるのに最も適当なものを，それぞれ下の①〜④のうちから選べ。(12点)

(A)　Andy was reading a magazine with his legs（ 13 ）.

① cross　　　② crossed　　　③ to be crossed　　④ to cross

(B)　（ 14 ）hard the situation became, she never gave up.

① However　　② Whatever　　③ Whenever　　④ Wherever

(C)　I'd rather you（ 15 ）me.　I am very busy now.

① didn't bother　　　　　　② have bothered

③ haven't bothered　　　　　④ will bother

(D)　Jack and Jill have known（ 16 ）since they started studying at the university.

① another one　② any other　　③ each other　　④ other one

Ⅳ 次の英文(A)～(E)の空所 17 ～ 21 に入れるのに最も適当なものを，それぞれ下の①～④のうちから選べ。(10点)

(A) Makoto is so talented that he (17) out from his classmates.

① comes   ② reaches   ③ slips   ④ stands

(B) Applications for our program won't be accepted if they are not (18) by October 1.

① appointed   ② convinced   ③ reserved   ④ submitted

(C) Sorry, Ms. Brown is (19) right now. Can I take a message?

① available   ② inconvenient   ③ involving   ④ occupied

(D) Cathy has great (20) for her mother. She wants to follow her example.

① admiration   ② imagination

③ limitation   ④ presentation

(E) If people do not protect the rain forests, thousands of animals will (21).

① disappear   ② discharge   ③ discount   ④ distinguish

V　次の文(A)～(D)を，与えられた語(句)を用いて英文に訳したとき，空所 22 ～
29 に入れるのに最も適当なものを，それぞれ下の①～⑦のうちから選べ。
ただし，文頭に来る語(句)も小文字になっている。(16点)

(A)　私がこの CD を借りたのは，ケイトからでした。

(　　) (22) (　　) (　　) (23) (　　) (　　) this

CD.

① borrowed　　② from　　　③ I　　　　　④ it

⑤ Kate　　　　⑥ that　　　⑦ was

(B)　砂糖の摂取を一日あたり5グラム減らせば，あなたはもっと健康になるで
しょう。

Consuming (　　) (　　) (24) (　　) (　　) (25)
(　　).

① 5 grams　　② a　　　　③ day　　　④ healthier

⑤ less sugar　⑥ will make　⑦ you

(C)　空港に着いたら，必ず私にすぐ連絡をください。

(　　) (26) (　　) (　　) (　　) (27) (　　) me as

soon as you arrive at the airport.

① be　　　　② get　　　③ in　　　　④ sure

⑤ to　　　　⑥ touch　　⑦ with

(D)　先生が言ったことは，私たちには全く意味がわかりませんでした。

(28) (　　) (　　) (　　) (　　) (29) (　　) to us.

① any　　　② did not　　③ make　　④ said

⑤ sense　　⑥ the teacher　⑦ what

化　学

問題

（2科目　100分）

2年度

必要があれば，次の数値を用いよ。

原子量：H＝1.0　　C＝12　　N＝14　　O＝16

Na＝23　　S＝32　　Cl＝35.5　　K＝39

Ca＝40　　Mn＝55　　Fe＝56　　Cu＝64

Zn＝65　　Ag＝108

アボガドロ定数：$N_A＝6.02×10^{23}/mol$

気体定数：$R＝8.31×10^3\,Pa·L/(K·mol)$

ファラデー定数：$F＝9.65×10^4\,C/mol$

※　この問題つづりに計算用紙をはさみこんでいます
ので利用してください。

I　次の問い（問1～問5）に答えよ。（25点）

問1　次の原子または分子のうち，含まれる電子の総数が10個のものはいくつ
　　あるか。その数を直接マークせよ。　　　　　　　　　　　　　　　1

　　Ar　　C　　CO_2　　HCl　　H_2O　　Mg　　N_2　　Ne　　NH_3

問2　次の物質のうち，分子からなる物質はいくつあるか。その数を直接マーク
　　せよ。　　　　　　　　　　　　　　　　　　　　　　　　　　　　2

　　亜鉛　　　アンモニア　　　エチレン　　　塩化銀　　　塩化水素
　　塩化ナトリウム　　　酢酸　　　水酸化アルミニウム　　　銅

問3　次の酸と塩基を過不足なく中和して生じる正塩の水溶液が酸性を示すもの
　　はいくつあるか。その数を直接マークせよ。　　　　　　　　　　　3

　　CH_3COOH と NaOH　　　　HCl と NaOH　　　　　HCl と NH_3
　　HNO_3 と KOH　　　　　　H_2CO_3 と NaOH　　　H_2SO_4 と $Cu(OH)_2$

問4　濃度不明の過酸化水素水 10.0 mL をホールピペットでコニカルビーカーに
　　とり，3.00 mol/L 硫酸 10.0 mL を加えて酸性水溶液をつくった。この水溶
　　液を 0.150 mol/L 過マンガン酸カリウム水溶液で滴定したところ，20.0 mL
　　を加えたときに赤紫色が消えなくなった。過酸化水素水の濃度〔mol/L〕はい
　　くらか。最も近いものを，次の①～⓪から選べ。　　　　　　　　　4

　　①　0.12　　　②　0.18　　　③　0.20　　　④　0.30　　　⑤　0.45
　　⑥　0.50　　　⑦　0.75　　　⑧　1.00　　　⑨　1.20　　　⓪　1.80

問5 メタノールとエタノールがある。この混合物の 4.96 g を完全燃焼させるの
に必要な酸素は，0 ℃，1.013×10^5 Pa で 6.72 L であった。混合物中のメタ
ノールの物質量〔mol〕はいくらか。最も近いものを，次の①〜⓪から選べ。

5

① 0.0100　② 0.0200　③ 0.0400　④ 0.0600　⑤ 0.0800
⑥ 0.100　⑦ 0.120　⑧ 0.140　⑨ 0.160　⓪ 0.180

Ⅱ　次の問い（問1・問2）に答えよ。（25点）

問1　次の記述を読んで，下の(1)～(4)に答えよ。

　　　　6　　の単体である塩素 Cl_2，臭素 Br_2，ヨウ素 I_2 は，分子量が大きいほど沸点が高い。これに対して，水 H_2O の沸点は，酸素 O が属する　　7　　の水素化合物の分子量から予想される沸点よりかなり高い。また，　　8　　に属するフッ素 F の水素化合物であるフッ化水素 HF や，　　9　　に属する窒素 N の水素化合物であるアンモニア NH_3 の沸点も，それぞれ同族元素の水素化合物の分子量から予想される沸点よりも著しく高い。これは，O，F，N のような　　10　　の大きな原子と水素原子が結合した分子は，　　11　　よりも強い分子間力である　　12　　によって互いに引き合うためである。しかし，　　12　　は，　　13　　，　　14　　，　　15　　の強さに比べるとはるかに弱い。

(1)　　6　　～　　9　　にあてはまる最も適当なものを，次の①～⑥から選べ。ただし，同じものを繰り返して選んでもよい。

① 13 族元素　② 14 族元素　③ 15 族元素　④ 16 族元素
⑤ 17 族元素　⑥ 18 族元素

(2)　　10　　～　　15　　にあてはまる最も適当なものを，次の①～⑦から選べ。ただし，　　13　　～　　15　　については，解答の順序は問わない。

① ファンデルワールス力　② 電気陰性度　③ イオン化傾向
④ 金属結合　⑤ 水素結合　⑥ イオン結合
⑦ 共有結合

(3)　酸素原子 O，フッ素原子 F，窒素原子 N について，記述中の [10] の小さいものから並べた場合，正しいのはどれか。次の①〜⑥から選べ。　　[16]

① O＜F＜N

② O＜N＜F

③ F＜O＜N

④ F＜N＜O

⑤ N＜F＜O

⑥ N＜O＜F

(4)　ある質量のアンモニアを 0.025 mol/L の硫酸 H_2SO_4　20.0 mL に完全に吸収させた。この溶液を 0.050 mol/L の水酸化ナトリウム水溶液で滴定したところ，8.00 mL が必要であった。硫酸に吸収させたアンモニアの質量〔mg〕はいくらか。次の①〜⑥から選べ。　　[17]

① 11.9　　　　② 10.2　　　　③ 8.50

④ 6.80　　　　⑤ 3.40　　　　⑥ 1.70

問2　質量パーセント濃度 20.0％の食塩水を水で薄めて，2.30 mol/L の食塩水を 500 mL 調製したい。この時必要な 20.0％食塩水の体積〔mL〕はいくらか。次の①〜⑥から最も近い値を選べ。ただし，質量パーセント濃度 20.0％の食塩水の密度は 1.15 g/cm³ とする。　　[18]

① 207　　　　② 250　　　　③ 293

④ 336　　　　⑤ 379　　　　⑥ 422

Ⅲ 次の問い（問1〜問4）に答えよ。（25点）

問1 次の(1)〜(5)の記述 a 〜 c について正しいものはどれか。最も適当なものを
下の＜解答群＞から選べ。ただし，同じものを繰り返し選んでもよい。

(1) a 水銀は多くの金属を溶解して，アマルガムという合金をつくる。

b 水銀は，常温で液体の金属である。

c 水銀の化合物には，毒性をもつものが多い。

19

(2) a 斜方硫黄は室温（常温）で安定である。

b 二酸化硫黄は，黄色で刺激臭のある有毒な気体である。

c 濃硫酸は不揮発性の酸である。

20

(3) a 赤リンは，毒性が高く，水中に保存する。

b 一酸化炭素は，水によく溶ける無色，無臭の有毒な気体である。

c 酸化数が ＋6 のクロムの化合物は，毒性が強い。

21

(4) a 銅を空気中で加熱すると，1000℃以上では赤色の酸化銅（Ⅰ）が生成
する。

b ルビーやサファイアは，水酸化アルミニウムを主成分とする結晶であ
る。

c 銀は，金より延性，展性が大きい金属である。

22

(5)　a　酸化亜鉛は，白色顔料や絵の具に使われている。

　　　b　酸化カルシウムは，生石灰ともいわれ，乾燥剤などに用いられる。

　　　c　ミョウバンは，硫酸アルミニウムと硫酸カリウムからなる複塩である。

　　　　　　　　　　　　　　　　　　　　　　　　　　　　　　　23

<解答群>

　①　a　　　　　②　b　　　　　③　c　　　　　④　aとb

　⑤　aとc　　　⑥　bとc　　　⑦　aとbとc　　⑧　正しいものはない

問2　Ag^+，Cu^{2+}，Na^+，Pb^{2+}，Zn^{2+} の金属イオンが，すべて含まれる溶液が
　　　ある。この溶液を希塩酸を加えて酸性にして，H_2S ガスを通じたとき，沈殿
　　　せず，水溶液中に残る金属イオンの組み合わせはどれか。　　　24

　①　Ag^+，Cu^{2+}　②　Ag^+，Na^+　③　Ag^+，Pb^{2+}　④　Ag^+，Zn^{2+}

　⑤　Cu^{2+}，Na^+　⑥　Cu^{2+}，Pb^{2+}　⑦　Cu^{2+}，Zn^{2+}　⑧　Na^+，Pb^{2+}

　⑨　Na^+，Zn^{2+}　⓪　Pb^{2+}，Zn^{2+}

問3　Ag^+，Al^{3+}，Cu^{2+}，Zn^{2+} の金属イオンが1種類ずつ含まれる水溶液を
　　　別々に入れた試験管がある。それぞれの試験管に，水酸化ナトリウム水溶液
　　　を加えると沈殿が生じるが，さらに水酸化ナトリウム水溶液を加えても生じ
　　　た沈殿が溶けない金属イオンの組み合わせはどれか。　　　25

　①　Ag^+，Al^{3+}　　　　　②　Ag^+，Cu^{2+}　　　　　③　Ag^+，Zn^{2+}

　④　Al^{3+}，Cu^{2+}　　　　⑤　Al^{3+}，Zn^{2+}　　　　⑥　Cu^{2+}，Zn^{2+}

　⑦　Ag^+，Al^{3+}，Cu^{2+}　⑧　Ag^+，Al^{3+}，Zn^{2+}　⑨　Al^{3+}，Cu^{2+}，Zn^{2+}

　⓪　Ag^+，Al^{3+}，Cu^{2+}，Zn^{2+}

問 4　Ag^+，Al^{3+}，Cu^{2+}，Zn^{2+} の金属イオンが 1 種類ずつ含まれる水溶液を別々に入れた試験管がある。それぞれの試験管に，アンモニア水を加えると沈殿が生じるが，さらにアンモニア水を加えると生じた沈殿が溶ける金属イオンすべてを含む組み合わせはどれか。　　　 26

①　Ag^+，Al^{3+}　　　　②　Ag^+，Cu^{2+}　　　　③　Ag^+，Zn^{2+}

④　Al^{3+}，Cu^{2+}　　　⑤　Al^{3+}，Zn^{2+}　　　⑥　Cu^{2+}，Zn^{2+}

⑦　Ag^+，Al^{3+}，Cu^{2+}　⑧　Ag^+，Al^{3+}，Zn^{2+}　⑨　Al^{3+}，Cu^{2+}，Zn^{2+}

⓪　Ag^+，Cu^{2+}，Zn^{2+}

Ⅳ 次の問い（問1・問2）に答えよ。（25点）

問1 次の文章を読み，次の(1)～(4)に答えよ。

　天然の油脂は，| 27 | とグリセリンの | 28 | であることが多い。天然の油脂を構成する | 27 | の炭素数は | 29 | で，（ a ）と（ b ）のものが多い。また，炭化水素基は | 30 | 状のものが多い。油脂を構成する | 27 | には，炭化水素基に二重結合をもたない（ c ）と二重結合を持つ（ d ）がある。

(1) | 27 | ～ | 30 | にあてはまる最も適当なものを，次の①～⓪からそれぞれ選べ。

① アルコール　② エステル　③ エーテル　④ 奇数

⑤ 偶数　　　⑥ 高級脂肪酸　⑦ 低級脂肪酸　⑧ 直鎖

⑨ 一定数　　⓪ 枝わかれ

(2) （ a ）と（ b ）にあてはまる数字について，その一の位の数を直接マークせよ。ただし，b＞aとする。　　　a： | 31 | 　b： | 32 |

(3) 次の酸のうち，（ d ）にあてはまるものはいくつあるか。その数を直接マークせよ。ただし，あてはまるものがない場合は⓪をマークせよ。

| 33 |

塩酸　　オレイン酸　　酢酸　　シュウ酸　　ステアリン酸
パルミチン酸　　リノール酸　　リノレン酸

(4) 次の $\boxed{27}$ のうち，1つだけ分子中の炭素の数が異なるものがある。その分子は次の①～⑤のどれか。 $\boxed{34}$

① オレイン酸　　　② ステアリン酸　　　③ パルミチン酸

④ リノール酸　　　⑤ リノレン酸

問2　次の(1)～(4)に答えよ。

(1) o-ニトロトルエンと p-ニトロトルエンの分子量の差を求め，その一の位の数を直接マークせよ。 $\boxed{35}$

(2) フェノールとサリチル酸の分子量の差を求め，その一の位の数を直接マークせよ。 $\boxed{36}$

(3) ベンゼンに水素原子はいくつあるか。その一の位の数を直接マークせよ。 $\boxed{37}$

(4) アニリンに水素原子はいくつあるか。その一の位の数を直接マークせよ。 $\boxed{38}$

英　語

解答

2年度

I

〔解答〕

(A) ④
(B) ③
(C) ②
(D) ③
(E) ④
(F) ①
(G) ①

〔出題者が求めたポイント〕

選択肢訳

(A) 第 1 段落よれば、…。
 ① アメリカの農家は、新鮮な野菜や果物を売るために 2,400 キロ移動しなければならない
 ② アメリカ人が冬に、他の国から果物を輸入することは不可能である
 ③ アメリカの都市に住んでいるほとんどの人は、新鮮な野菜と果物を買うために農場へ行く
 ④ 南米産のイチゴは 1 月にシカゴで手に入る

(B) 第 2 段落は、…と次のように述べている。
 ① 日本のスーパーマーケットの 60% は海外から食品を輸入している
 ② ほとんどの国は米国から食品を輸入している
 ③ ロンドン市はヨーロッパ、南アフリカとニュージーランドから食物を輸入している
 ④ 英国は食料の 40% をヨーロッパから輸入している

(C) 第 3 段落は、…と語っている。
 ① 環境への関心が、人々がよりエネルギーを使いたがらない唯一の理由である
 ② 人々は、食糧を生産し輸送するために大量の石油由来エネルギーを使用している
 ③ 炭素エネルギーが多く使われているスーパーマーケットに不満を持つ人もいる
 ④ 1 カロリーの食物を調理するために、10 カロリーの炭素エネルギーが使用される

(D) 第 4 段落によれば、…。
 ① パソナ O2 はオフィスビルの外に建てられた都市農場である
 ② パソナは東京の屋上庭園で料理を作るレストランを経営している
 ③ パソナはオフィスビル内で稲作を行う都市農業を始めた
 ④ 都市農業は日本だけに見られる最近の傾向である

(E) 第 5 段落及び第 6 段落によれば、…。
 ① ブルックリン・グランジは、ビジネスマンが食物を育て販売するために屋上を貸している
 ② ブルックリン・グランジは、ビジネスマンを対象

に都市農業を指導するべくボランティアを派遣している
 ③ フランクフルトの会社員の中には、小さな土地を買って、自分たちで食物を育てている人もいる
 ④ ブルックリン・グランジでのボランティア活動は、近所の人たちがお互いを知る手助けとなっている

(F) 第 7 段落及び第 8 段落によれば、…。
 ① ダーベス一家は、オンラインで自分の食べ物を育てる方法を教えている
 ② ダーベス一家は、1980 年代には広い地域で多くの食物を育てていた
 ③ 都市農家は、炭素エネルギー利用の増やし方を学ぶために、オンラインの雑誌を読む
 ④ 都市農家は、人々にオンラインのブログや雑誌の正しい使い方を教えている

(G) 文章全体からすると都市農業は、…。
 ① 人々がエネルギーの使用量を減らしたいと思っているので、人気が出ている
 ② 都市部の環境を破壊した
 ③ 世界中のスーパーマーケットにおいて最近広まっている流行だ
 ④ 炭素エネルギーを削減する最も効果的な方法だ

〔全訳〕

［1］ 都会に住んでいるほとんどの人にとって、新鮮な野菜や果物を買うことはスーパーマーケットへ行くことを意味する。しかし、その農産物は店まで、どのくらいの距離を移動しなければならないのか？ アメリカでは、平均的な国産の農産物は、スーパーマーケットまで 2,400km 移動しなければならない。また、スーパーマーケットにある、それ以外の多くの種類の農産物は外国から輸入され、冬は特にそうである。シカゴで 1 月中旬に、新鮮なイチゴを見つけるのは難しくない。南米から空輸されるからだ。

［2］ 食料を輸入している国はアメリカだけではない。ほとんどの国がそうしている。実際、日本ではスーパーマーケットの食品の 60% が海外からのものだ。英国では、食品の 40% が輸入されているという研究もある。ロンドン市だけでも食料の 80% が、近くはヨーロッパから、遠くは南アフリカやニュージーランドから輸入されている。バナナが届くまでに 5,000 キロもかかったとしたら、それはまだ「新鮮」なのだろうか？

［3］ スーパーマーケットに見られる食品を育て、輸送するために、大量の石油が使用される。多くの研究によると、私たちが食べる食物の 1 カロリーを作り、届けるのに、10 カロリーの炭素エネルギーが使われており、すべての人がこのことに納得しているわけではない。環境に良いという理由で、エネルギーの使用量を減らしたい人もいる。また、将来石油価格が上昇することを心配して、エネルギーの使用量を減らしたいという人もい

る。

［4］ 近年、より多くの人々にとってその解決策は、たとえ混雑した都市に住んでいるとしても、自分で食べ物を作るということだ。都市農業とか都市農家と呼ばれるこの傾向は、世界中で見られる。例えば、日本の東京では、求人企業のパソナが数年前から、オフィスビル内で食べ物を栽培している。これは建物内の水田からスタートしたものだ。最近では、都市農場「パソナO2」を新築のビルに移転し、コメだけでなく野菜など200種類の植物を育てている。東京の他の地域では、屋上庭園や建物の外壁などでも食物を育てているレストランがある。

［5］ ドイツのフランクフルトでは、人々が自分で食料を作るために土地を小分けにして借りられる、人気の地域団体がある。会社員は、週に1、2回、自分の畑の手入れをしたり、新鮮な野菜を食べに来たりして「農家」になれるのだ。

［6］ ブルックリン・グランジという別の地域団体も、ニューヨーク市の屋上で野菜を栽培し、市周辺の人々や企業に販売している。ブルックリン・グランジでは、人々が一緒にボランティアをし、農業について学ぶことを歓迎している。ボランティア活動は、役に立つ技術を学ぶだけでなく、近所の人たちと知り合いになる良い方法だと、彼らは言う。

［7］ 狭い空間でどれくらいの量の食べ物を育てることができるのか？ カリフォルニア州パサデナのダーベス一家は、わずか約400平方メートルの土地で、家族が食べる食物のほとんどを生産している。彼らがこのプロジェクトを1980年に始めたのは、炭素エネルギーをほとんど使わずに生活したかったからだ。彼らはまた、自分の食べ物を育てる方法を他の人に教えるために、オンラインの日記とブログを持っている。

［8］ 実際、都市農家が自分の話や農業のヒントを世界中の人々と共有しているブログは容易に見つかる。都市農家は単に新鮮な食べ物を育てているだけではない。彼らまた、世界中の都市近隣やオンラインで、コミュニティの発展と成長を支援しているのだ。

II
〔解答〕
8　①
9　④
10　④
11　②
12　④
〔**出題者が求めたポイント**〕
会話における慣用的表現。
〔**全訳**〕
二人の日本人大学生、トモコとエリナが将来の計画について話しています。

トモコ：で、エリナ、卒業したら何をしたいの？
エリナ：実は、通訳になりたいの。言語にとても興味が

あるから。
トモコ：良い通訳になるには、それがとても大切だと思うわ。でも、海外で働く予定はあるの？
エリナ：そうでもないのよ。家族や友人がいるから国内の会社で働くつもりなの。
トモコ：海外に行かなくても通訳の仕事はできると思うの？
エリナ：ええ、そう思うわ。それについて全く心配していないの。むしろ、日本に来る観光客が年々増えるにつれて、通訳の仕事も増えてるわ。あなたはどうなの？ 卒業後の計画は？
トモコ：ええ、私は大きな計画があるの。大企業の社長になるつもりよ。
エリナ：それは素敵な目標だけど、たぶんすぐには実現しないわよね。努力して上に向かって行かなくちゃね。

III
〔解答〕
(A)　②
(B)　①
(C)　①
(D)　③
〔**出題者が求めたポイント**〕
(A) with his legs crossed「脚を組んで」。「腕を組んで」は with his arms folded。
(B) However ～「たとえいかに～でも」。
(C) I'd rather ～は、～の部分が SV なら、V は過去形（仮定法過去）になる。
(D) 「お互い」という意味の代名詞、each other が正解。①は、one another なら正解となる。
設問訳
(A) アンディは脚を組んで雑誌を読んでいた。
(B) どんなに状況が厳しくなっても、彼女は決してあきらめなかった。
(C) 邪魔しないでほしいのですが。私は今とても忙しいから。
(D) ジャックとジルは大学に入学して以来の知り合いだ。

IV
〔解答〕
(A)　④
(B)　④
(C)　④
(D)　①
(E)　①
〔**出題者が求めたポイント**〕
(A) come out「現れる、出てくる」。reach out「手を伸ばす」。slip out「滑り落ちる」。stand out「目立つ、際立つ」。
(B) appoint「任命する」。convince「確信させる、納得

させる」。reserve「予約する」。submit「提出する」。

(C)　available「利用できる」。inconvenient「不便な」。involving「興味を引きつける」。occupied「ふさがった」。

(D)　admiration「尊敬」。imagination「想像力」。limitation「限界」。presentation「提示、発表」。

(E)　disappear「消える」。discharge「放出する」。discount「割り引く、軽視する」。distinguish「区別する」。

設問訳

(A)　マコトはクラスメートの中でもひときわ目立つほど才能がある。

(B)　我々のプログラムへの申し込みは、10月1日までに提出されないと受け付けられません。

(C)　申し訳ありませんが、ブラウンはただいま手がふさがっています。伝言を承りましょうか？

(D)　キャシーは母親をとても尊敬している。彼女は母を見習いたいと思っている。

(E)　人々が熱帯雨林を守らなければ、何千もの動物が姿を消すことだろう。

V

〔解答〕

(A)　22　⑦　　23　⑥
(B)　24　②　　25　⑦
(C)　26　④　　27　⑥
(D)　28　⑦　　29　①

〔出題者が求めたポイント〕

正解の英文

(A)　(It was from Kate that I borrowed) this CD.

(B)　Consuming (5 grams less sugar a day will make you healthier).

(C)　(Be sure to get in touch with) me as soon as you arrive at the airport.

(D)　(What the teacher said did not make any sense) to us.

化 学

解答

2年度

Ⅰ

〔解答〕

問1 　1　　3
問2 　2　　4
問3 　3　　2
問4 　4　　⑦
問5 　5　　③

〔出題者が求めたポイント〕

周期表，電子の数，分子，塩の水溶液の性質，酸化還元滴定，化学反応式の量的関係

〔解答のプロセス〕

問1　Ar：18個，C：6個，CO_2：22個，HCl：18個，H_2O：10個，Mg：12個，N_2：14個，Ne：10個，NH_3：10個

問2　アンモニア，エチレン，塩化水素，酢酸が分子である。

問3　強酸と強塩基の正塩→中性 【例】HCl と NaOH，HNO_3 と KOH
　　強酸と弱塩基の正塩→酸性 【例】HCl と NH_3，H_2SO_4 と $Cu(OH)_2$
　　弱酸と強塩基の正塩→塩基性 【例】CH_3COOH と NaOH，H_2CO_3 と NaOH

問4　$KMnO_4$（酸化剤）と H_2O_2（還元剤）のはたらきを示す e^- を含むイオン反応式は，
$$MnO_4^- + 8H^+ + 5e^- \longrightarrow Mn^{2+} + 4H_2O$$
$$H_2O_2 \longrightarrow O_2 + 2H^+ + 2e^-$$
求める過酸化水素水の濃度を x〔mol/L〕とおく。「酸化剤が受け取った e^- の物質量＝還元剤が放出した e^- の物質量」が成り立つので，
$$0.150 \times \frac{20.0}{1000} \times 5 = x \times \frac{10}{1000} \times 2$$
$$x = 0.75 \,\text{mol/L}$$

問5　それぞれの燃焼反応の化学反応式は次の通り。
$$2CH_3OH + 3O_2 \longrightarrow 2CO_2 + 4H_2O$$
$$C_2H_5OH + 3O_2 \longrightarrow 2CO_2 + 3H_2O$$
メタノール（モル質量32 g/mol）の物質量を x〔mol〕，エタノール（モル質量46 g/mol）の物質量を y〔mol〕とおくと，
$$32x + 46y = 4.96$$
また，化学反応式の係数の比よりこの反応で必要な酸素の物質量について式をたてる。
$$\frac{3}{2}x + 3y = \frac{6.72}{22.4}$$
これらの式を解くと $x = 0.04 \,\text{mol}$, $y = 0.08 \,\text{mol}$

Ⅱ

〔解答〕

問1 (1)　6　⑤　　7　④　　8　⑤
　　　　　9　③
　　(2)　10　②　　11　①　　12　⑤
　　　　13　～　15　⑦，⑥，④（順不同）
　　(3)　16　⑥
　　(4)　17　②
問2　18　③

〔出題者が求めたポイント〕

分子間力・結合の強さと沸点の関係，逆滴定，質量パーセント濃度，密度

〔解答のプロセス〕

問1　(1)　ハロゲンは17族元素，酸素は16族元素，窒素は15族元素に属する。
　　(2)　物質を構成する粒子の間にはたらく力の大きさを比較すると，次のようになる。

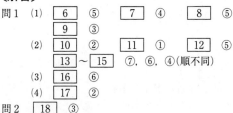

　　(3)　原子が共有電子対を引き寄せる強さを相対的な数値で表したものを電気陰性度という。電気陰性度は F＞O＞Cl＞N の順に大きくなる。このうち，F と O と N の水素化合物は分子間で水素結合を形成する。
　　(4)　NH_3 の物質量を x〔mol〕とし，H^+ と OH^- の物質量についてまとめると次のようになる。

H^+ の物質量〔mol〕　$0.025 \times \dfrac{20}{1000} \times 2$

OH^- の物質量〔mol〕　$x \times 1$　$0.050 \times \dfrac{8.00}{1000} \times 1$

$$0.025 \times \frac{20}{1000} \times 2 = x + 0.050 \times \frac{8.00}{1000} \times 1$$
$$x = 6.0 \times 10^{-4} \,\text{mol}$$
よって，求める NH_3 の質量は，
$$6.0 \times 10^{-4} \times 17 \times 10^3 = 10.2 \,\text{mg}$$

問2　2.30 mol/L の食塩水 500 mL 中に含まれる食塩の質量は，
$$2.30 \times \frac{500}{1000} \times 58.5 = 67.275 \,\text{g}$$
この食塩が含まれる質量パーセント濃度 20.0% の食塩水の質量を x〔g〕とおくと，
$$x \times \frac{20.0}{100} = 67.275$$
$$x = 336.375 \,\text{g}$$
この質量に対する体積を求めればよいので，
$$\frac{336.375}{1.15} = 292.5 \,\text{cm}^3 = 292.5 \,\text{mL}$$

Ⅲ

〔解答〕

問1　(1)　19　⑦
　　　(2)　20　⑤
　　　(3)　21　③
　　　(4)　22　①
　　　(5)　23　⑦

問2　24　⑨
問3　25　②
問4　26　⓪

〔出題者が求めたポイント〕

Hg の性質，硫黄とその化合物の性質，リンの性質，クロムの性質，アルミニウムの性質，亜鉛の性質，カルシウムの性質，銅の性質，金属イオンの沈殿

〔解答のプロセス〕

問1　(1)　a　（正）
　　　　b　（正）Hg は融点が低く，常温で唯一の液体の金属である。
　　　　c　（正）
　　(2)　a　（正）
　　　　b　（誤）黄色→無色　SO₂ は無色，刺激臭をもつ有毒な気体である。
　　　　c　（正）不揮発性の酸とは，気体にならない，または気体になりにくい酸のことで，濃硫酸やリン酸などが該当する。
　　(3)　a　（誤）赤リン→黄リン　黄リンは反応性に富み，空気中では自然発火するので水中に保存する。赤リンは黄リンに比べて反応性にとぼしい。
　　　　b　（誤）水によく溶ける→水に溶けにくい　CO は水に溶けにくい無色，無臭の有毒な気体である。
　　　　c　（正）Cr はおもに酸化数＋3，＋6の化合物をつくり，酸化数が＋6の化合物は毒性が強い。
　　(4)　a　（正）銅を空気中で加熱すると，1000℃以下では黒色の酸化銅（Ⅱ）を生成するが，1000℃以上では，赤色の酸化銅（Ⅰ）を生成する。
　　　　b　（誤）水酸化アルミニウム→酸化アルミニウム　ルビーやサファイアは，酸化アルミニウムを主成分とする結晶で，極めて硬い。
　　　　c　（誤）大きい→小さい　展性は Au＞Ag＞Cu＞Al，また，延性は，Au＞Ag＞Pt＞Fe の順となる。
　　(5)　a　（正）酸化亜鉛は亜鉛華ともいわれ，白色顔料や化粧品，医薬品などに用いられる。
　　　　b　（正）酸化カルシウムは乾燥剤や発熱剤などに用いられる。
　　　　c　（正）

問2　液性が酸性なので，Sn よりもイオン化傾向が大きな金属は沈殿をつくらない。
問3　両性金属は，少量の塩基の水溶液を加えると，水酸化物の沈殿を生じ，過剰の NaOH 水溶液に再溶解する。両性金属ではない Ag⁺，Cu²⁺ は過剰の NaOH 水溶液に再溶解しない。

問4　Zn，Ag，Cu は少量の塩基の水溶液を加えると，水酸化物の沈殿（Ag⁺ を含む水溶液では酸化物の沈殿）が生じるが，過剰の NH₃ 水溶液には溶解する。

Ⅳ

〔解答〕

問1　(1)　27　⑥　　28　②　　29　⑤
　　　　　30　⑧
　　　(2)　31　6　　32　8
　　　(3)　33　3
　　　(4)　34　③

問2　(1)　35　0
　　　(2)　36　4
　　　(3)　37　6
　　　(4)　38　7

〔出題者が求めたポイント〕

油脂，高級脂肪酸，芳香族化合物

〔解答のプロセス〕

問1　(1)，(2)油脂は，高級脂肪酸とグリセリン（1，2，3-プロパントリオール）のエステルである。また，天然の油脂を構成する脂肪酸の炭素数は偶数で，16 と 18 のものが多い。油脂を構成する脂肪酸には，C=C 結合をもたない飽和脂肪酸と，C=C 結合をもつ不飽和脂肪酸がある。
　　(3)，(4)油脂を構成する代表的な脂肪酸を次に示す。

油脂を構成する脂肪酸		示性式	C=C の数
飽和脂肪酸	パルミチン酸	$C_{15}H_{31}COOH$	0
	ステアリン酸	$C_{17}H_{35}COOH$	0
不飽和脂肪酸	オレイン酸	$C_{17}H_{33}COOH$	1
	リノール酸	$C_{17}H_{31}COOH$	2
	リノレン酸	$C_{17}H_{29}COOH$	3

問2　(1)　構造異性体の関係にあるので分子式は同じである。

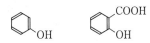

o-ニトロトルエン　　p-ニトロトルエン

　　(2)　フェノールとサリチル酸の分子量の差は COO の分の 44 である。

フェノール　　　　　サリチル酸

　　(3)　ベンゼンを分子式で書くと C_6H_6 である。
　　(4)　アニリンを分子式で書くと $C_6H_5NH_2$ である。

平成31年度

問 題 と 解 答

英　語

問題

(2科目　100分)

31年度

I　次の英文を読み，下の問いに答えよ。(42点)

［1］　Long ago, interaction between people was limited to their local communities and few people engaged in communication with others from distant lands.　In those days, regardless of whom you spoke with and where you spoke, communication was not necessarily considered a skill: it was just something that occurred between speakers.　However, in today's world of advanced travel and technology, distance is no longer an obstacle and intercultural communication skills are increasingly seen as critical for success in one's career and in life in general.

［2］　No one can deny that speaking is the most important factor when communicating with others face-to-face.　But non-verbal communication also plays an important role in communication, and is more important in some cultural settings than in others.　Japan is a prime example.　As a high-context society, messages are often implied or hinted at and involve subtle changes in voice tone, gestures and eye movement, which are recognized by Japanese in most instances since the speakers share an understanding of the context of the communication and knowledge of their own culture.

［3］　This contrasts with people from low-context societies, who tend to communicate directly and mainly with words.　But when low-context meets high-context, the results can be interesting.　Observing Western business people visiting Japan for the very first time, unsure of whether to bow or shake hands, the visitors often seem to hesitate.　Then, a partial bow may suddenly change to a handshake when the Japanese side puts out a right or a left hand.

［4］　Another, but more difficult aspect of non-verbal communication for the foreign business person in Japan, is silence, which possesses a variety of functions here.　Between Japanese, when a conversation falls silent due to a pause, it can mean that the speaker does not want to selfishly dominate the conversation.　Continually talking would represent one-sided communication and be considered impolite to the listeners.　Therefore, the speaker will stop to allow others in the group to participate.　Alternatively, a silent break in a conversation can be a deliberate tactic* that allows all participants to carefully reflect and weigh their thoughts before speaking.

[5]　But when people do not share the same perceptions of silence, problems can arise.　Imagine a business meeting held in English between two Americans and two Japanese.　Coming from a low-context society, the Americans will try hard to keep the conversation flowing and avoid any periods of silence. The Japanese side, however, may wonder why the Americans are very talkative and not pensive*.　And since they do not share the same cultural practices, the US side will probably feel the need to ask many questions to get quick and concrete results in the meeting.　However, a regular response of long pauses from the Japanese side may become irritating* for the Americans and lead to a negative outcome of the meeting.

[6]　Professor Michael Hanford is interested in the feature of pausing during conversation and has studied the differences in the lengths of pauses among speakers of different languages.　He noted that in Spain, for example, people can tolerate* only one or two seconds of silence while the span* was longer among English speakers, at three to four seconds, and even longer among Japanese speakers, at five to six seconds.　As a result of tolerating long periods of silence, the professor sees it as a disadvantage for Japanese business people when communicating in international situations using English.　He believes the acceptance of such pauses means they miss opportunities to present their points of view.

*tactic	やりかた
not pensive	あまり間をおかない
irritating	イライラさせる
tolerate	許容する
span	（時間の）長さ

問　本文の内容を踏まえて，次の英文(A)〜(G)の空所　1 〜 7 に入れる
　　のに最も適当なものを，それぞれ下の①〜④のうちから選べ。

(A)　According to the first paragraph, in the past, ___1___ .

　① almost all people regarded communication skills as important

　② distance was not necessarily an obstacle for communication

　③ intercultural communication was something people critically needed

　④ people from distant lands seldom interacted with each other

(B)　In the second paragraph, it is stated that ___2___ .

　① Japanese tend not to recognize subtle changes in gestures or eye
　　movement

　② messages tend to be more directly expressed in a high-context society

　③ most Japanese can see what is hinted at through subtle changes in
　　voice tone

　④ non-verbal communication is more important than speaking in
　　conversation

(C)　In the third paragraph, it is implied that 　3　 .

① people from high-context societies are less direct than those from low-context societies

② people from high-context societies rarely bow to each other the first time they meet

③ people from low-context societies cannot communicate with those from high-context societies

④ people from low-context societies can predict how people from high-context societies behave

(D)　Among the variety of functions silence has, 　4　 shown in the fourth paragraph.

① no example is

② one example is

③ two examples are

④ three examples are

(E)　In the fourth paragraph, it is stated that 　5　 .

① being silent can be a chance for participants in a conversation to think carefully

② being silent is thought to be one-sided and impolite to Japanese listeners

③ non-Japanese business people tactically stop speaking to avoid dominating the conversation

④ non-Japanese business people want Japanese to think more carefully before they speak

(F) According to the fifth paragraph, when two Americans and two Japanese are having a business meeting, it is likely that ⬚6⬚ .

① the American side appreciates long and thoughtful silences from the Japanese side

② the American side does not regard long pauses from the Japanese side as positive

③ the Japanese side is irritated that the American side uses English in the conversation

④ the Japanese side thanks the American side for keeping the conversation flowing

(G) According to the research described in the sixth paragraph, ⬚7⬚ in international business settings.

① English speakers allow the shortest length of silence during conversations

② long silences may lead to unwanted results for Japanese people

③ Professor Hanford was interested in how many people can use English

④ Spanish speakers are most likely to miss chances to express their ideas

Ⅱ　次の英文の空所　8　～　12　に入れるのに最も適当なものを，それぞれ下の①～④のうちから選び，会話文を完成せよ。(20点)

Kyoko Maeda works at the information desk in Kansai International Airport. Pei-Ju Liu is a Taiwanese tourist traveling to Japan for the first time:

Kyoko:　Hello. Can I help you?

Pei-Ju:　Hi! Yes, I have a couple of questions. First, ___8___ to the toilets? We haven't been able to locate them.

① will you follow me

② will you hand me

③ would you mind calling me

④ would you mind directing me

Kyoko:　___9___ .

① At last

② In time

③ No way

④ With pleasure

Pei-Ju:　Fantastic, thank you. I've got one more question. ___10___ a place to buy unique sweets? I'm hoping to bring home something special for my brother and his family.

① Can you teach

② Do you know

③ Might you see

④ Will you visit

Kyoko: ____11____ ? I apologize. I couldn't hear what you said very well.

    ① What was that

    ② Where were you

    ③ Who was that

    ④ Why were you

Pei-Ju: I said that I'd like to buy some sweets for my brother and his family.

Kyoko: Oh, I see. There are some wonderful gift shops, located on the third floor right below us, that sell candies, chocolates, cookies and things like that.

Pei-Ju: Nice! I'll ____12____ . Thanks so much for your assistance!

    ① check out

    ② come and see

    ③ connect with them

    ④ go and have a look

Kyoko: Have a great day.

Ⅲ　次の英文(A)〜(D)の空所 | 13 | 〜 | 16 | に入れるのに最も適当なものを，そ
れぞれ下の①〜④のうちから選べ。（12点）

(A)　The researchers were not （ | 13 | ） the results of the experiments.

① satisfied with　　　　　　② satisfying with

③ to satisfying　　　　　　④ to be satisfied

(B)　This is a place （ | 14 | ） I have long wanted to visit.

① at which　　② for which　　③ to which　　④ which

(C)　The buildings on the new campus, including a big skating rink,

（ | 15 | ） among the best in the world.

① are　　　　② being　　　　③ is　　　　④ to be

(D)　In the past, few people （ | 16 | ） one hundred years old.

① are lived to　　　　　　② lived to be

③ used to be lived　　　　④ would live

Ⅳ　次の英文(A)〜(E)の空所 17 〜 21 に入れるのに最も適当なものを，それぞれ下の①〜④のうちから選べ。(10点)

(A)　I didn't see your car, so I (17) you'd gone out.

　① abandoned　② amused　③ assumed　④ attracted

(B)　There is a (18) that the runner attempted to avoid the drug tests.

　① suspect　② suspense　③ suspension　④ suspicion

(C)　A (19) society is one in which people live in a very simple way.

　① decisive　② destructive　③ positive　④ primitive

(D)　Passengers complain that trains are (20) cancelled.

　① fashionably　② frankly　③ frequently　④ fruitfully

(E)　Sometimes children take medicine in (21) form.

　① bubble　② liquid　③ object　④ quantity

V 　次の文(A)～(D)を，与えられた語(句)を用いて英文に訳したとき，空所 22 ～
　 29 に入れるのに最も適当なものを，それぞれ下の①～⑦のうちから選べ。
ただし，文頭に来る語(句)も小文字になっている。(16点)

(A)　我が家では，娘の友だちなら誰でも歓迎します。

　　　(　　　)(　　　)(22)(　　　)(　　　)(23)(　　　) in　our
　home.
　　① any　　　　② daughter's　　③ friend　　　④ is
　　⑤ my　　　　⑥ of　　　　　　⑦ welcome

(B)　ハワイといえば，ほとんどの人は何を思い浮かべるでしょうか？

　　　(　　　)(　　　)(24)(　　　)(　　　),(25)(　　　) most
　people think of?
　　① comes　　　② do　　　　　③ Hawaii　　　④ it
　　⑤ to　　　　　⑥ what　　　　⑦ when

(C)　まだ来ていないということは，そのグループは曲がる道を間違えたのかもし
　れない。

　　　(　　　)(　　　)(26)(　　　)(　　　)(27)(　　　) they
　have not come yet.
　　① a　　　　　② as　　　　　　③ may have　　④ taken
　　⑤ the group　⑥ turn　　　　　⑦ wrong

(D)　誰も見ていないときにどのように行動するかによって，まさに性格が試され
　ます。

　　The (　　　)(　　　)(28)(　　　)(　　　)(29)(　　　)
　when no one is watching.
　　① behave　　② character　　③ how　　　　④ is
　　⑤ of　　　　⑥ true test　　　⑦ you

化　学

問題

（2科目　100分）

必要があれば，次の数値を用いよ。

原子量：H＝1.0　　　C＝12　　　N＝14　　　O＝16

Na＝23　　　S＝32　　　Cl＝35.5　　K＝39

Ca＝40　　　Mn＝55　　Fe＝56　　　Cu＝64

Zn＝65　　　Ag＝108

アボガドロ定数：$N_A = 6.02 \times 10^{23}$/mol

気体定数：$R = 8.31 \times 10^3$ Pa·L/(K·mol)

ファラデー定数：$F = 9.65 \times 10^4$ C/mol

31年度

Ⅰ　次の記述を読んで，下の問い（問 1 ～問 5 ）に答えよ。（20点）

　　一般に希ガスを除いた原子間の結合において，電気陰性度が大きい　1　元素の原子と電気陰性度が小さい　2　元素の原子の結合では，　1　元素の原子の方が，電子を引き寄せやすい。

　　電気陰性度が大きい　1　元素の原子どうしは，お互いに，相手の不対電子を引き合って共有し，<u>　3　結合</u>を形成する。
　　　　　　　　　　　　　　　　a

　　電気陰性度が小さい　2　元素の場合は，多数の原子が価電子を出し合い，これを　4　として多数の原子が共有して　2　結合を形成する。

　　　1　元素と　2　元素の原子の場合は，電気陰性度の差が大きいため，　2　元素の原子から　1　元素の原子に電子が移動して　5　結合を形成する。

　　一方の原子の　6　電子対を，他方の原子や　5　に提供することで形成された　3　結合は，特に　7　結合と呼ぶ。

　　分子を構成する原子および結合の種類によって<u>分子の形</u>が決まる。また，分子
　　　　　　　　　　　　　　　　　　　　　　　　　　　　b
全体として電荷の偏りがないものを　8　と呼ぶ。

問 1　記述中の　1　～　7　に入る最も適当なものを，次の①～⑧から選べ。

①　イオン　　　②　共有　　　③　金属　　　④　自由電子
⑤　水素　　　　⑥　配位　　　⑦　非共有　　⑧　非金属

問2　記述中の $\boxed{8}$ に該当する物質を，次の①〜⑦から選べ。ただし，2つ以上ある場合は⓪をマークせよ。

① HCl　　　　② NH₃　　　　③ H₂O　　　　④ SO₂

⑤ CH₃Cl　　　⑥ CH₂Cl₂　　　⑦ CCl₄

問3　下線部aの結合のみでできている物質の組み合わせを，次の①〜⑤から選べ。
$\boxed{9}$

① 二酸化硫黄，フッ化水素，ヨウ素，硫化水素

② 亜鉛，カルシウム，チタン，ヘリウム

③ 塩化マグネシウム，酸化アルミニウム，ヨウ化カリウム，フッ化水素

④ 二酸化硫黄，塩化マグネシウム，ヨウ素，硫化水素

⑤ 臭化ナトリウム，塩素，ヨウ化カリウム，フッ化水素

問4　分子内に含まれる共有電子対と非共有電子対の数が等しいものを，次の①〜⑤から選べ。ただし，2つ以上ある場合は⓪をマークせよ。　$\boxed{10}$

① Cl₂　　　② O₂　　　③ HCl　　　④ CO₂　　　⑤ CH₄

問5　下線部bに関して，次の①〜⑥の分子あるいはイオンのうち直線形を示すものはどれか。ただし，2つ以上ある場合は⓪をマークせよ。　$\boxed{11}$

① CH₄　　② NH₄⁺　　③ NH₃　　④ H₃O⁺　　⑤ H₂O　　⑥ CO₂

Ⅱ　次の問い（問1～問3）に答えよ。（20点）

問1　次の記述(1)～(3)の各記述 a～c のうち，正しいものはどれか。最も適当な
　　　ものを下の＜解答群＞から選べ。ただし，同じものを繰り返して選んでもよい。

(1)　a　固体の塩化ナトリウムを水に溶かしたときの溶解熱の値は負となる。
　　　b　強酸と強塩基の水溶液の中和熱の値は負となる。
　　　c　強酸と強塩基の水溶液の中和熱は，水溶液の濃度にかかわらず弱酸と
　　　　　弱塩基の水溶液の中和熱と同じ値を示す。

　　　　　　　　　　　　　　　　　　　　　　　　　　　　　　　12

(2)　a　反応熱は反応の経路によらず，反応の初めの状態と終わりの状態で決
　　　　　まる。
　　　b　反応に関係する全ての物質の生成熱がわかれば，その反応の反応熱を
　　　　　求めることができる。
　　　c　メタンの結合エネルギーの総和が 1644 kJ/mol であるとき，C–H の
　　　　　結合エネルギーは 411 kJ/mol である。

　　　　　　　　　　　　　　　　　　　　　　　　　　　　　　　13

(3)　a　化学発光する化学反応では，反応物と生成物の化学エネルギーの差が
　　　　　大きいほど，放出された光の波長は長くなる。
　　　b　光合成は吸熱反応である。
　　　c　塩基性溶液中で鉄を触媒としてルミノールを過酸化水素と反応させる
　　　　　と，青い光を発する。

　　　　　　　　　　　　　　　　　　　　　　　　　　　　　　　14

＜解答群＞
①　a　　　　　②　b　　　　　③　c　　　　　④　a と b
⑤　a と c　　　⑥　b と c　　　⑦　a と b と c　⑧　正しいものはない

問 2　白金電極を用いて，硫酸銅（Ⅱ）水溶液を 1.0 A の電流で，32 分 10 秒間電気分解した。次の(1)と(2)に答えよ。

(1)　電気分解後に，陰極は何 g 増加したか。小数第 1 位の数を直接マークせよ。　15

(2)　陽極で発生する気体の体積は標準状態で何 L か。小数第 1 位の数を直接マークせよ。　16

問 3　次の(1)〜(3)に答えよ。

(1)　48250 C は電子何 mol がもつ電気量か。その値の小数第 1 位の数を直接マークせよ。　17

(2)　電子 1 個がもつ電気量は何 C か。その値を 10^{19} 倍した値の小数第 1 位の数を直接マークせよ。　18

(3)　0.4 A の電流を 1 時間 36 分 30 秒流したとき，何 mol の電子が流れたことになるか。その値の小数第 2 位の数を直接マークせよ。　19

Ⅲ　次の記述(1)～(10)を読んで，下の問い（問1～問4）に答えよ。（20点）

(1)　銅に希硝酸を加えると気体Aが発生する。

(2)　銅に濃硝酸を加えると気体Bが発生する。

(3)　亜鉛に希硫酸を加えると気体Cが発生する。

(4)　硫化鉄（Ⅱ）に希塩酸を加えると気体Dが発生する。

(5)　炭酸カルシウムに希塩酸を加えると気体Eが発生する。

(6)　亜硫酸ナトリウムに希硫酸を加えると気体Fが発生する。

(7)　塩化ナトリウムに濃硫酸を加えて加熱すると気体Gが発生する。

(8)　過酸化水素水に少量の酸化マンガン（Ⅳ）を加えると気体Hが発生する。

(9)　気体H中で無声放電を行うか，強い紫外線を当てると気体Iが発生する。

(10)　塩化アンモニウムと水酸化カルシウムの混合物を加熱すると気体Jが発生する。

問1　次の①～⑨のうち，無色，腐卵臭のある有毒な気体で，気体Fの水溶液に通すと白く濁るものはどれか。最も適当なものを選べ。　　　　20

　　① 気体A　　② 気体B　　③ 気体C　　④ 気体D　　⑤ 気体E
　　⑥ 気体G　　⑦ 気体H　　⑧ 気体I　　⑨ 気体J

問2　次の①～⓪のうち，互いに同素体の関係にあるものはどれか。ただし，解答の順序は問わない。　　　　21　と　22

　　① 気体A　　② 気体B　　③ 気体C　　④ 気体D　　⑤ 気体E
　　⑥ 気体F　　⑦ 気体G　　⑧ 気体H　　⑨ 気体I　　⓪ 気体J

問3　気体どうしが出合うと白煙を生じるものはどれとどれか。最も適当なものを選べ。ただし，解答の順序は問わない。　　　23　と　24

① 気体A　② 気体B　③ 気体C　④ 気体D　⑤ 気体E
⑥ 気体G　⑦ 気体H　⑧ 気体I　⑨ 気体J

問4　銅24.0 g に十分な量の希硝酸を加えて発生する気体Aの物質量〔mol〕はいくらか。小数第1位と小数第2位の値を直接マークせよ。

小数第1位：　25　　　小数第2位：　26

Ⅳ　次の問い（問 1 ・問 2 ）に答えよ。（20点）

問 1　次の(1)〜(4)の各記述 a 〜 c のうち，正しいものはどれか。最も適当なもの
　　　を下の＜解答群＞から選べ。ただし，同じものを繰り返し選んでもよい。

(1)　a　アセトンの分子式は，C_3H_6O で，水と任意の割合で混ざる。
　　　b　ホルムアルデヒドの分子式は，CH_2O で，常温で無色の液体である。
　　　c　2 － ブタノールは，第 3 級アルコールである。

　　　　　　　　　　　　　　　　　　　　　　　　　　　　　　　27

(2)　a　アルカンの分子から水素原子を 1 個除いてできる炭化水素基をアルキ
　　　　ル基という。
　　　b　アルカンは常温では，一般に安定で反応性に乏しい。
　　　c　アルカンの融点，沸点は炭素原子の数が増えるにつれ，低くなる。

　　　　　　　　　　　　　　　　　　　　　　　　　　　　　　　28

(3)　a　ギ酸は，還元性を示す。
　　　b　ジエチルエーテルの分子式は，C_2H_6O で，揮発性の液体である。
　　　c　メチルアルコールは，メタノールともいわれ，有毒な液体で水と任意
　　　　の割合で混じり合う。

　　　　　　　　　　　　　　　　　　　　　　　　　　　　　　　29

(4)　a　ニトロベンゼンは，芳香をもつ淡黄色の液体である。
　　　b　トルエンをニトロ化すると主に o- や p- の位置がニトロ化されてニ
　　　　トロトルエンができる。
　　　c　フェノールは，水溶液中でわずかに電離して，弱酸性を示す。

　　　　　　　　　　　　　　　　　　　　　　　　　　　　　　　30

＜解答群＞

① a　　　　② b　　　　③ c　　　　④ aとb

⑤ aとc　　⑥ bとc　　⑦ aとbとc　⑧ 正しいものはない

問2　次の(1)～(5)に答えよ。

(1)　アセチレン0.5 molを完全に燃焼させるのに必要な酸素の物質量〔mol〕は
いくらか。一の位，小数第1位，小数第2位の数を直接マークせよ。

一の位：　31　　　小数第1位：　32　　　小数第2位：　33

(2)　アセチレンを実験室で作る場合には　34　に水を作用させてつくられる。
　34　に最も適当な薬品はどれか。次の①～⑤から選べ。ただし，2つ以
上ある場合は⓪をマークせよ。

① 酢酸　　　　　② 炭化カルシウム　　③ 炭化ケイ素

④ ベンゼン　　　⑤ 炭酸カルシウム

(3)　アセチレンに関する記述として，正しいものはどれか。ただし，2つ以上
ある場合は⓪をマークせよ。　　　　　　　　　　　　　　　　　35

① 無色で芳香のある気体である。

② アセチレンに塩化水素を付加させると，酢酸ビニルが得られる。

③ アセチレンは，臭素と常温で反応して褐色の化合物になる。

④ アセチレンは有機溶媒や水によく溶ける。

⑤ 硫酸水銀（Ⅱ）を触媒として，水を付加させるとビニルアルコールを経て，
アセトアルデヒドが生成する。

⑷ 次の化合物のうち，塩化鉄(Ⅲ)水溶液による呈色反応を示さないものはどれか。ただし，2つ以上ある場合は⓪をマークせよ。　　　　　$\boxed{36}$

① o - クレゾール　　② サリチル酸　　③ サリチル酸メチル
④ アセチルサリチル酸　⑤ フェノール

⑸ 次の化合物のうち，アセチル基を持つ化合物はいくつあるか。その数を直接マークせよ。　　　　　$\boxed{37}$

無水酢酸　　　　　　サリチル酸　　　　　無水マレイン酸
アセトアニリド　　　酢酸フェニル

V　次の[イ]および[ロ]の問いに答えよ。（20点）

[イ]　ニトロベンゼン，アニリン，フェノールの混合されたエーテル溶液がある。
　　　次の操作1から操作3を行った。下の問い（問1〜問5）に答えよ。

操作1
　　このエーテル溶液を器具 38 に入れ，希塩酸を加えて， 39 ，水
　層Iとエーテル層Iに分けた。

操作2
　　エーテル層Iに炭酸水素ナトリウム水溶液を加え， 39 ，水層IIと
　エーテル層IIに分けた。

操作3
　　エーテル層IIに水酸化ナトリウム水溶液を加え， 39 ，水層IIIとエー
　テル層IIIに分けた。

問1　操作1で使用した器具 38 として，最も適当なものはどれか。次の①
　　〜⑨から選べ。

① ビーカー　　　　② 三角フラスコ　　　③ ビュレット
④ 分液ろうと　　　⑤ ホールピペット　　⑥ メスシリンダー
⑦ 蒸発皿　　　　　⑧ 吸引瓶　　　　　　⑨ ろうと

問2 　 39 　は実験操作に関する記述である。最も適当なものはどれか。次の
①～⑤から選べ。

① 「加熱後，冷却して」
② 「よく振り混ぜ，静置し」
③ 「電気分解後に」
④ 「吸引して」
⑤ 「ろ別し」

問3 　ニトロベンゼン，アニリン，フェノールは，水層Ⅰ～Ⅲ，エーテル層Ⅲの
どの層に移動するか。最も適当なものを下の①～④から選べ。

　　ニトロベンゼン： 　40 　　　アニリン： 　41 　　　フェノール： 　42

① 水層Ⅰ　　　② 水層Ⅱ　　　③ 水層Ⅲ　　　④ エーテル層Ⅲ

問4 　ニトロベンゼン，アニリン，フェノール混合液に安息香酸が入っていた場
合，操作1～3を行ったとき，安息香酸は水層Ⅰ～Ⅲ，エーテル層Ⅲのどの
層に移動するか。最も適当なものを下の①～④から選べ。　　　　　 　43

① 水層Ⅰ　　　② 水層Ⅱ　　　③ 水層Ⅲ　　　④ エーテル層Ⅲ

問5 　ニトロベンゼン，アニリン，フェノール混合液にサリチル酸が入っていた
場合，操作1～3を行ったとき，サリチル酸は水層Ⅰ～Ⅲ，エーテル層Ⅲの
どの層に移動するか。最も適当なものを下の①～④から選べ。　　　 　44

① 水層Ⅰ　　　② 水層Ⅱ　　　③ 水層Ⅲ　　　④ エーテル層Ⅲ

[ロ]　次の(1)～(3)の各記述 a ～ c のうち，正しいものはどれか。最も適当なもの
　　を下の＜解答群＞から選べ。ただし，同じものを繰り返し選んでもよい。

(1)　a　フッ化水素は，ホタル石に濃硫酸を加え，加熱してつくる。
　　　b　塩化水素の水溶液を塩酸という。
　　　c　濃硫酸は，三酸化硫黄を濃硫酸に吸収させて発煙硫酸とし，希硫酸で
　　　　薄めてつくる。

　　　　　　　　　　　　　　　　　　　　　　　　　　　　　　　45

(2)　a　中和反応に伴い生じる化学エネルギーを電気エネルギーとして取り出
　　　　す装置を電池という。
　　　b　外部から放電時とは逆向きに電流を流すと起電力を回復させることが
　　　　できる電池を二次電池という。
　　　c　ダニエル電池ではイオン化傾向の大きな亜鉛板が正極，小さな銅板が
　　　　負極となる。

　　　　　　　　　　　　　　　　　　　　　　　　　　　　　　　46

(3)　a　ヨウ素の分子結晶は，硬いが，もろい性質を示す。
　　　b　ダイヤモンドは，共有結合の結晶である。
　　　c　金属は，展性，延性を示す。

　　　　　　　　　　　　　　　　　　　　　　　　　　　　　　　47

＜解答群＞
　①　a　　　　　②　b　　　　　③　c　　　　④　a と b
　⑤　a と c　　⑥　b と c　　⑦　a と b と c　⑧　正しいものはない

英　語

解答

31年度

I

〔解答〕
(A)　④
(B)　③
(C)　①
(D)　③
(E)　①
(F)　②
(G)　②

〔出題者が求めたポイント〕
選択肢訳
(A)　第1段落によれば、過去において、〜。
1．ほとんどすべての人がコミュニケーションスキルを重要視していた
2．距離は必ずしもコミュニケーションの障害ではなかった
3．異文化間コミュニケーションは人々が決定的に必要としたものだった
4．遠く離れた土地の人が互いに交流することはめったになかった ← 第1段落第1文に一致
(B)　第2段落で、〜と述べられている。
1．日本人は、ジェスチャーや目の動きの微妙な変化を認識しない傾向にある
2．メッセージは、高コンテクスト社会ではより直接的に表現される傾向にある
3．たいていの日本人は、声の調子の微妙な変化が何を暗示するのかが分かる ← 第2段落第4文に一致
4．非言語コミュニケーションは、会話において話すことよりも重要だ
(C)　第3段落で、〜と暗示されている。
1．高コンテクスト社会の人々は、低コンテクスト社会の人々ほど直接的でない ← 第3段落第1文に一致
2．高コンテクスト社会の人々は、初めて会ったときに互いに頭を下げ合うことはめったにない
3．低コンテクスト社会の人々は、高コンテクスト社会の人々とコミュニケーションがとれない
4．低コンテクスト社会の人々は、高コンテクスト社会の人々がどのように行動するかを予測できる
(D)　沈黙が持つ様々な機能の中で、第4段落では〜示されている。
1．ゼロ個の例が
2．1つの例が
3．2つの例が
4．3つの例が
(E)　第4段落で、〜と述べられている。
1．沈黙することは、会話の参加者が慎重に考えるための機会になり得る ← 第4段落最終文に一致

2．沈黙することは、日本人の聞き手にとっては、一方的で失礼であると思われる
3．非日本人ビジネスマンは、会話を独占することを避けるために戦術的に話すのを止める
4．非日本人ビジネスマンは、日本人が話す前にもっと慎重に考えることを欲する
(F)　第5段落によると、2人のアメリカ人と2人の日本人が商談をしているとき、〜ようだ。
1．アメリカ側は日本側の長く思慮深い沈黙を高く評価する
2．アメリカ側は日本側の長い沈黙を前向きだと見なさない ← 第5段落最終文に一致
3．アメリカ側が会話に英語を使用することに日本側はイライラする
4．会話が流れるようにしてくれるので日本側はアメリカ側に感謝する
(G)　第6段落に記載された研究によると、国際ビジネスの場において、〜。
1．英語話者は会話中、最短の沈黙なら許容する
2．長い沈黙は、日本人にとって望ましくない結果をもたらすかも知れない ← 第6段落第3文に一致
3．ハンフォード教授は、何人の人が英語を使えるかに興味を持った
4．スペイン語話者は、自分の考えを表現する機会を逃す可能性がとても高い

〔全訳〕
[1]　はるか昔、人と人の交流は彼らの地域社会に限られており、遠く離れた土地の人とコミュニケーションをとる人はほとんどいなかった。当時、誰と話すのか、どこで話すのかにかかわらず、コミュニケーションは必ずしもスキルとは見なされていなかった。それは話し手の間で発生するだけのことだった。しかし、今日の、移動とテクノロジーが高度に発達した世界では、距離はもはや障害ではなく、異文化間コミュニケーションのスキルは、職業と生活全般における成功にとってますます重要だと考えられている。
[2]　話すことが、他人との対面コミュニケーションにおいて最も重要な要素であることは否定できない。しかし、非言語的コミュニケーションもまたコミュニケーションにおいて重要な役割を果たしており、文化的背景によっては他の要素よりも重要だ。日本はその代表的な例だ。高コンテクスト社会として、メッセージはしばしば示唆されるかほのめかされ、声の調子、身振りおよび目の動きの微妙な変化を伴う。たいていの場合、日本人はこれを認識する。なぜなら、話者同士、コミュニケーションの背景に関する理解と、自分自身の文化に関する知識を共有しているからだ。
[3]　これは、直接的かつ主に言葉でコミュニケーションをとる傾向がある低コンテクスト社会の人々とは対照をなす。しかし、低コンテクストと高コンテクストが出

会うと、結果は面白いものになる。初めて日本を訪れた西洋人ビジネスマンを見ると、おじぎすべきか握手すべきか確信が持てず、しばしばためらうようだ。その後、日本人の方が右手または左手を差し出すと、途中までおじぎをしていたのが、突然握手に変わることがある。

〔4〕　日本にいる外国人ビジネスマンにとってより困難な、もう一つの非言語コミュニケーションは沈黙である。というのも、沈黙は日本において様々な機能をもっているからだ。日本人の間では、会話が止まって沈黙しても、それは話し手が利己的に会話を支配したくないことを意味するのかも知れない。話し続けること、一方的なコミュニケーションのように見え、聞き手にとって失礼だと見なされるのだろう。だから、話し手は話を止めてグループの他の人が参加できるようにするのだ。あるいは、沈黙による会話の中断は、すべての参加者が、話す前に自分の考えを慎重に熟考し、検討することを可能にする意図的なやり方なのかも知れない。

〔5〕　しかし、人々が沈黙について同じ認識を共有しない場合、問題が生じる可能性がある。2人のアメリカ人と2人の日本人の間で、英語によって行われる商談を想像してみよう。低コンテクスト社会から来たアメリカ人は、会話が流れ続け、沈黙の時間が訪れないよう懸命に努力する。しかし、日本側は、なぜアメリカ人がこんなに話好きで、あまり間をおかないのか疑問に思うかも知れない。そして、彼らは同じ文化的慣行を共有しないので、アメリカ側はおそらく、会議ですぐに具体的な結果を得るには、多くの質問をせねばならないと感じるだろう。しかし、日本側からの、一定間隔の長い中断という反応は、アメリカ人をイライラさせるものであり、会議に否定的な結果をもたらすかも知れない。

〔6〕　マイケル・ハンフォード教授は、会話中の沈黙の特徴に興味を持ち、様々な言語の話者における、沈黙の長さの違いを研究した。例えばスペインでは、人はほんの1〜2秒の沈黙しか許容できないが、英語話者の間ではこの長さは長くなり、3〜4秒、日本語話者の間ではさらに長くなり、5〜6秒であることに彼は注目した。長時間の沈黙を容認する結果、英語を使って国際的状況でコミュニケーションをとるとき、その沈黙は日本人ビジネスマンにとって不利に働くと教授は見ている。彼は、こうした間を受け入れることは、彼らが自分の見解を示す機会を逃すことになると考えている。

Ⅱ
〔解答〕
8　④
9　④
10　②
11　①
12　④
〔出題者が求めたポイント〕
会話における慣用的表現。

〔全訳〕
前田京子は関西国際空港のインフォーメーションデスクで働いている。リウベイジュは初めて日本にやってきた台湾人観光客だ。

京子　　：こんにちは。どうされましたか？
ベイジュ：こんにちは！　ええ、2、3質問があります。まず、トイレの行き方を教えてください。見つけられなかったのです。
京子　　：喜んで。
ベイジュ：素晴らしい、ありがとう。もう1つ質問があります。ユニークなお菓子が買える場所を知ってますか？　弟と彼の家族のために特別なものを持ち帰りたいのです。
京子　　：何とおっしゃいましたか？　ごめんなさい。あなたが言ったことがあまり聞き取れなかったのです。
ベイジュ：弟と彼の家族のためにお菓子を買いたい、と言いました。
京子　　：ああ、分かりました。この下の3階に、キャンディ、チョコレート、クッキーなどを売っている、すてきなギフトショップがいくつかあります。
ベイジュ：いいですね！　行って見てきます。助けてくれてありがとう！
京子　　：よい一日を。

Ⅲ
〔解答〕
(A)　①
(B)　④
(C)　①
(D)　②
〔出題者が求めたポイント〕
(A)　be satisfied with 〜「〜に満足する」。
(B)　visit の目的語となる関係代名詞 which が正解。
(C)　主語の The buildings に対応する述語動詞なので、are が正解。
(D)　live to be 〜「〜になるまで生きる」。結果を表す不定詞副詞用法。
〔設問訳〕
(A)　研究者たちは実験の結果に満足した。
(B)　ここは私が長年訪問したかった場所だ。
(C)　新キャンパスの建造物は、大きなスケートリンクも含めて、世界でも最高の物のひとつだ。
(D)　過去においては、100歳まで生きる人はほとんどいなかった。

Ⅳ
〔解答〕
(A)　③
(B)　④
(C)　④

(D) ③

(E) ②

〔出題者が求めたポイント〕

(A) abandoned「捨てた」。amused「面白がらせた」。assumed「思い込んだ」。attracted「引きつけた」。

(B) suspect「容疑者」。suspense「サスペンス」。suspension「一時停止」。suspicion「疑惑」。

(C) decisive「決定的な」。destructive「破壊的な」。positive「肯定的な」。primitive「原始的な」。

(D) fashionably「流行を追って」。frankly「率直に」。frequently「頻繁に」。fruitfully「実り豊かに」。

(E) bubble「泡」。liquid「液体」。object「物体」。quantity「量」。

〔設問訳〕

(A) 私は君の車を見なかった。それで私は、君が出かけたと思い込んだのだ。

(B) そのランナーは薬物検査を避けようとした疑惑がある。

(C) 原始的な社会は、人々がとても単純に暮らす社会である。

(D) 乗客は、列車が頻繁に運行中止になると苦情を言う。

(E) 時々、子供たちは液状の薬を飲む。

Ⅴ

〔解答〕

(A) 22 ⑥   23 ④

(B) 24 ①   25 ⑥

(C) 26 ④   27 ⑥

(D) 28 ②   29 ⑦

〔出題者が求めたポイント〕

正解の英文

(A) (Any friend of my daughter's is welcome) in our home.

(B) (When it comes to Hawaii, what do) most people think of?

(C) (The group may have taken a wrong turn as) they have not come yet.

(D) The (true test of character is how you behave) when no one is watching.

化　学

解答　31年度

I

〔解答〕

問1　1　⑧　　2　③　　3　②　　4　④　　5　①
　　　6　⑦　　7　⑥

問2　⑦

問3　①

問4　④

問5　⑥

〔出題者が求めたポイント〕

化学結合

〔解答のプロセス〕

問2　異なる元素の原子間で結合をつくると，電子の偏りが生じる。この偏りが分子全体で解消されないものが極性分子である。
　　空欄8は「無極性分子」が入るので，CCl_4 をえらぶ。

II

〔解答〕

問1　(1)　③　　(2)　⑦　　(3)　⑥

問2　(1)　6　　(2)　1

問3　(1)　5　　(2)　6　　(3)　2

〔出題者が求めたポイント〕

理論・電気化学

〔解答のプロセス〕

問1(1)　中和熱は反応する酸・塩基の種類によらない。

　(3)a　放出される光エネルギーが大きいのは，波長の短い方である。

　　b　光合成は低いエネルギー準位の化合物から高いエネルギー準位の化合物をつくる。

　　c　正しい。ルミノール反応として，鑑識などでも使われる反応。（だが，入試問題としてはこの出題方法は不適切）

問2(1)　電気分解で流れた電子は，

$$\frac{1.0[A] \times 1930[s]}{9.65 \times 10^4 [C/mol]} = 2.0 \times 10^{-2}[mol]$$

となるから，析出する Cu は 1.0×10^{-2} mol $= 0.64$ g

　(2)　発生する O_2 は 0.5×10^{-2}[mol]なので，
$$22.4 \times 0.5 \times 10^{-2} = 0.112(L)$$

問3(1)　$\dfrac{48250}{9.65 \times 10^4} = 0.50(mol)$

　(2)　$\dfrac{9.65 \times 10^4}{6.02 \times 10^{23}} \times 10^{19} = 1.6\cdots[C]$

　(3)　$\dfrac{0.4 \times 5790}{9.65 \times 10^4} = 0.024[mol]$

III

〔解答〕

問1　④

問2　⑧，⑨

問3　⑥，⑨

問4　25　②　　26　⑤

〔出題者が求めたポイント〕

気体の性質総合

〔解答のプロセス〕

A ～ J までの気体はそれぞれ，

A：NO，　B：NO_2，　C：H_2，　D：H_2S

E：CO_2，　F：SO_2，　G：HCl，　H：O_2

I：O_3，　J：NH_3

である。

問4　$Cu \longrightarrow Cu^{2+} + 2e^-$

　　　$HNO_3 + 3H^+ + 3e^- \longrightarrow NO + 2H_2O$

　　であるから，イオン反応式は

　　　$3Cu + 2HNO_3 + 6H^+ \longrightarrow 3Cu^{2+} + 2NO + 4H_2O$

　　発生する A：NO は Cu の物質量の $\dfrac{2}{3}$ 倍なので，

$$\frac{24.0}{64} \times \frac{2}{3} = 0.25[mol]$$

IV

〔解答〕

問1　(1)　⑧　　(2)　④(後述)　　(3)　⑤

　　　(4)　⑦

問2　(1)　31　①　　32　②　　33　⑤

　　　(2)　②

　　　(3)　⑤

　　　(4)　④

　　　(5)　②

〔出題者が求めたポイント〕

有機化学

〔解答のプロセス〕

問1(2)　アルカンは燃料として利用できる可燃性の物質と見なせるが，付加反応や置換反応を受けにくいので「反応性に乏しい」とした。主観に基づく判断しかできない問題である。

問2(1)　$C_2H_2 + \dfrac{5}{2} O_2 \longrightarrow 2CO_2 + H_2O$

　　　∴　O_2 は　$0.5 \times \dfrac{5}{2} = 1.25(mol)$

　(3)　H-C≡C-H $\xrightarrow{H_2O}$ （ビニルアルコール（不安定））→ CH_3CHO
　　　アセチレン　　　ビニルアルコール　　　アセトアルデヒド
　　　　　　　　　　　（不安定）

　(4)　フェノール性ヒドロキシ基をもたないものを選

ぶ。この中では，アセチル化をうけたアセチルサリ
チル酸。

(5)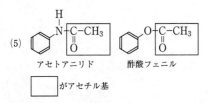

アセトアニリド　　酢酸フェニル

　□がアセチル基

V
〔解答〕

[イ]　問1　④
　　　問2　②
　　　問3　40　④　　　41　①　　　42　③
　　　問4　②
　　　問5　②
[ロ]　(1)　⑦
　　　(2)　②
　　　(3)　⑥

〔出題者が求めたポイント〕

小問集合

〔解答のプロセス〕

　操作1ではアニリン，2ではなし（カルボン酸が入る），
3でフェノールがそれぞれ水層に移動する。

問4　安息香酸はカルボン酸なので，操作2で水層Ⅱへ
　　移動する。

問5　サリチル酸はカルボキシ基とフェノール性ヒドロ
　　キシ基の両方をもっているので，カルボン酸としては
　　たらくことができる。よって，水層Ⅱ。

平成30年度

問 題 と 解 答

英 語

問題

30年度

<u>I</u> 次の英文を読み，下の問いに答えよ。(42点)

[1]　Most people want to be polite and behave well around others. Being polite means knowing how to greet and talk to people. It means using good manners when eating. It means knowing how to give and receive gifts appropriately. Polite behavior in one country, however, may be impolite in another part of the world. Travelers need to understand the cultural differences in politeness so that they don't cause embarrassment.

[2]　For instance, when people meet, they often shake hands. How long should a handshake be? Should you hold the other person's hand gently or firmly? In the United States, people prefer to shake hands firmly for a few seconds. In some Middle Eastern countries, people hold the person's hand gently for a longer time. Handshaking varies around the world.

[3]　What about eye contact? In some countries you show respect when you look someone directly in the eye. In other parts of the world, to look at someone directly is rude. To be respectful, a person looks down at the ground.

[4]　There are also cultural differences in the way people use personal space. When two people are talking, should they stand close together or far apart? Exactly how close should they stand? In North America, for instance, people usually stand about an arm's length apart during a conversation. However, in some countries in the Middle East and Latin America, people stand closer. It can be awkward if one person likes to stand close and the other person likes to stand farther apart.

[5]　Three authors wrote a book *Kiss, Bow, or Shake Hands* about cultural differences. In their book, they discuss greetings, gift-giving, and time. Around the world cultures have different ideas about giving gifts. In the United States, if someone gives you a gift, you should open it while they are with you. That way they can see how happy you are to receive it. In China, you should open a gift after the person is gone.

[6]　　Another cultural difference is time. If someone invites you to dinner at their house at 6 p.m., what time should you get there? Should you arrive early, late, or exactly on time? In Germany, it is important to arrive on time. In Argentina, polite dinner guests usually come 30 to 60 minutes after the time of the invitation. When traveling, remember that each country has a different definition of being on time.

[7]　　A final area to be careful about is body language, including gestures. Is it acceptable to touch a person on the shoulder? How do you wave goodbye or hello? How do you gesture to someone to "come here"? All of these can be different from one culture to another. In Thailand, it is rude to touch someone on the head with the palm of the hand. The gesture for "come here" in the U.S. is only used for calling animals in some other countries.

[8]　　If you are going to live, work, or study in another country, it is important to learn the language. But it is also important to learn about cultural differences. This way, you can be polite and make a good impression. People around you will feel comfortable and respected. Politeness and good manners can be good for making friends, good for traveling, and good for business, too.

問　本文の内容を踏まえて，次の英文(A)～(G)の空所　1　～　7　に入れる
　　のに最も適当なものを，それぞれ下の①～④のうちから選べ。

(A)　According to the first paragraph,　1　.
　　①　being aware of cultural differences is helpful for travelers
　　②　giving gifts to friends is considered to be generous around the world
　　③　many people are not concerned about table manners
　　④　people's behavior in foreign countries is predictable

(B) According to the second paragraph, [2] .

① ideal ways of shaking hands differ from country to country

② people avoid shaking hands in Middle Eastern countries

③ people hardly ever shake hands especially in the United States

④ we ought to shake hands for a long time

(C) According to the third and fourth paragraphs, [3] .

① conversation space is the same all over Latin America and North America

② cultural differences in personal space can make people uncomfortable

③ everyone in Latin America stands about an arm's length apart while talking

④ looking someone straight in the eye is a universal way to show respect

(D) According to the fifth paragraph, [4] .

① it is recommended not to open a present in front of the giver in China

② people in different cultures rarely act differently when accepting gifts

③ people should open gifts in private in the United States

④ the three authors claim that there are few cultural differences in gift-giving

(E) According to the sixth paragraph, [5] .

① hosts are advised to begin parties ahead of time

② it is appropriate to be on time for an invitation in Germany

③ it is important to ignore the definition of being on time

④ polite guests arrive at the exact time of the invitation in Argentina

(F)　According to the seventh and eighth paragraphs, 　6　　.

   ① body language includes physically touching a person on the shoulder

   ② cultural differences in body language make people feel comfortable

   ③ cultural differences in gestures are not confusing

   ④ making friends and traveling are good for success in business

(G)　The most important message of this passage is that 　7　　.

   ① greetings and gift-giving are essential factors in cross-cultural communication

   ② it is polite to shake hands with other people around the world

   ③ learning about cultural differences is essential to being polite around the world

   ④ many things about cultural differences are still unknown

Ⅱ 次の英文の空所 | 8 | ～ | 12 | に入れるのに最も適当なものを，それぞれ
下の①～④のうちから選び，会話文を完成せよ。（20点）

A Japanese student and an American student are discussing Valentine's Day.

Mika:　Do you celebrate Valentine's Day in the U.S.?

Tracy:　Oh, yes, | 8 | .

　　①　it used to be celebrated in the past

　　②　it's celebrated by Americans in Japan

　　③　it's unpopular among children

　　④　it's very popular among young people

Mika:　How do you celebrate?

Tracy:　Well, some children | 9 | at school.

　　①　do not have homework on that day

　　②　get flowers from their parents

　　③　give candy to their friends

　　④　receive awards from their teachers

Mika:　That sounds delicious!

Tracy:　| 10 | . For example, boys sometimes buy presents for their
girlfriends.

　　①　And many girls want to make their boyfriends happy

　　②　But boys are not really interested in Valentine's Day

　　③　Many couples also celebrate Valentine's Day

　　④　There are also people who dislike Valentine's Day

Mika: That's interesting. It's [11] in Japan because girls usually give chocolate to their boyfriends on Valentine's Day.

① more religious

② required

③ the opposite

④ the same

Tracy: That's interesting.

Mika: Then, one month later, boys return a gift to their girlfriends.

Tracy: [12] .

① I can't imagine that

② I like chocolate, too

③ That's a nice custom

④ That's not true

Mika: Yes, I think so, too.

III　次の英文(A)〜(D)の空所 ⌷13⌷ 〜 ⌷16⌷ に入れるのに最も適当なものを，そ
れぞれ下の①〜④のうちから選べ。(12点)

(A)　She has dedicated herself to (⌷13⌷) the poor.

   ① being helping   ② have been helping

   ③ help   ④ helping

(B)　(⌷14⌷) Yuka or Kenji should cook dinner today.

   ① All   ② Both   ③ Either   ④ Neither

(C)　My CD player does not work properly.　I should get it (⌷15⌷).

   ① repair   ② repaired   ③ repairing   ④ repairs

(D)　It was the day (⌷16⌷) changed my life forever.

   ① on which   ② that   ③ what   ④ when

Ⅳ 次の英文(A)～(E)の空所 17 ～ 21 に入れるのに最も適当なものを，そ
れぞれ下の①～④のうちから選べ。(10点)

(A) It never (17) to me that he was such a coward.

  ① happened   ② occurred   ③ took place   ④ went out

(B) Hurry up, Jane! We are almost 30 minutes (18) schedule.

  ① back   ② behind   ③ late   ④ previous

(C) Sorry, I cannot walk anymore. I am (19) today.

  ① exhausted   ② exhibited   ③ expanded   ④ explored

(D) At the zoo, the children enjoyed looking at animals so much that they
   were (20) to leave.

  ① related   ② reliable   ③ reluctant   ④ remarkable

(E) She finally bought a large estate in the (21).

  ① subscriptions ② subsidies ③ substances   ④ suburbs

V 次の文(A)〜(D)を，与えられた語(句)を用いて英文に訳したとき，空所 22 〜
29 に入れるのに最も適当なものを，それぞれ下の①〜⑦のうちから選べ。
ただし，文頭に来る語(句)も小文字になっている。(16点)

(A) 近い将来，より多くの企業が人間の代わりにロボットを配置するでしょう。

More companies （　　　）（ 22 ）（　　　）（　　　）（ 23 ）（　　　）
（　　　）future.

① humans　　② in the　　③ near　　④ replace
⑤ robots　　⑥ will　　⑦ with

(B) 勉強すればするほど，あなたの成績は良くなるでしょう。

The more （　　　）（ 24 ），（　　　）（　　　）（ 25 ）（　　　）
（　　　）be.

① better　　② grades　　③ study　　④ the
⑤ you　　⑥ your　　⑦ will

(C) 何度も繰り返し同じように注意されたい人などいません。

（　　　）（ 26 ）（　　　）（　　　）（ 27 ）（　　　）（　　　）way
over and over again.

① be　　② in the　　③ nobody　　④ same
⑤ to　　⑥ wants　　⑦ warned

(D) あまりにも良すぎてありえないような申し出には，気をつけなければなりま
せん。

You must be careful of offers （　　　）（ 28 ）（　　　）（　　　）
（ 29 ）（　　　）（　　　）.

① be　　② good　　③ sound　　④ that
⑤ to　　⑥ too　　⑦ true

化 学

問題

必要があれば，次の数値を用いよ。

原子量：H＝1.0 　　C＝12 　　N＝14 　　O＝16

　　　　Na＝23 　　S＝32 　　Cl＝35.5 　　K＝39

　　　　Fe＝56 　　Zn＝65

アボガドロ定数：$N_A = 6.02 \times 10^{23}$ /mol

気体定数：$R = 8.31 \times 10^3$ Pa·L/(K·mol)

ファラデー定数：$F = 9.65 \times 10^4$ C/mol

Ⅰ　次の問い（問1～問4）に答えよ。(25点)

問1　次の　1　～　5　にあてはまる最も適当なものを①～⑨から選べ。ただし，同じものを繰り返し選んでもよい。

原子は，中心にある　1　と，その周りに存在する　2　からできている。　1　は，　3　の電荷をもつ　4　と，電荷をもたない　5　からできている。

① 原子核　　② 元素　　③ 正　　④ 中性子　　⑤ 電子
⑥ 電子殻　　⑦ 同位体　　⑧ 負　　⑨ 陽子

問2　次の①～⑦の原子について，下の(1)～(3)に答えよ。
① Na　② Mg　③ Cl　④ O　⑤ C　⑥ Ne　⑦ He

(1) 最外殻電子の数と価電子の数が同じでないものはいくつあるか。その数を直接マークせよ。　　　　　　　　6

(2) イオン化エネルギーが最も小さいものを①～⑦から選べ。　　7

(3) 電子親和力が最も大きいものを①～⑦から選べ。　　8

問3　鉄と亜鉛の混合物 1.0 g に希塩酸を加えると，標準状態で 390 mL の気体が発生して混合物はすべて溶解した。この混合物に含まれる鉄の質量パーセントは何％か。最も近いものを①～⓪から選べ。　　9

① 38　　　② 41　　　③ 47　　　④ 53　　　⑤ 64
⑥ 76　　　⑦ 82　　　⑧ 90　　　⑨ 94　　　⓪ 97

問 4　次の分子①〜⑤のうち，非共有電子対の数が最も多いものはどれか。

10

①　N_2　　　②　H_2O　　　③　NH_3　　　④　CO_2　　　⑤　CH_4

Ⅱ　次の問い（問 1 ～問 3 ）に答えよ。（25点）

問 1　1 mol の物質 A から 2 mol の物質 B が生成される反応において，物質 A の分解速度を v_A，物質 B の生成速度を v_B とすると，v_A は v_B の何倍の速度となるか。最も適当なものを次の①〜⑧から選べ。　　11

①　0.25　　②　0.5　　③　0.75　　④　1.0　　⑤　2.0　　⑥　3.0
⑦　4.0　　⑧　8.0

問 2　次の(1)〜(3)の各記述 a 〜 c のうち，正しいものはどれか。最も適当なものを下の＜解答群＞から選べ。ただし，同じものを繰り返し選んでもよい。

(1)　a　反応速度は，反応物の濃度が大きいほど大きくなる。
　　　b　反応速度は，反応温度が高いほど大きくなる。
　　　c　反応速度は，触媒があれば大きくなる。

　　　　　　　　　　　　　　　　　　　　　　　　　　　　　12

(2)　a　「化学平衡の法則（質量作用の法則）」の式は気体濃度，溶液濃度あるいは固体質量で表される。
　　　b　ルシャトリエの原理は化学平衡に限らず，気液平衡，溶解平衡にも適用できる。
　　　c　触媒は正反応の活性化エネルギーを小さくし，同時に逆反応の活性化エネルギーを大きくする。

　　　　　　　　　　　　　　　　　　　　　　　　　　　　　13

(3)　a　電離定数は温度によって変化する。
　　　b　弱酸の水溶液では，濃度が小さくなるほど弱酸の電離度が大きくなる。
　　　c　pH 2 と pH 3 の水溶液では，pH 3 の方が水素イオン濃度は高い。

　　　　　　　　　　　　　　　　　　　　　　　　　　　　　14

＜解答群＞

① a   ② b   ③ c   ④ aとb

⑤ aとc   ⑥ bとc   ⑦ aとbとc   ⑧ 正しいものはない

問3　次の(1)・(2)に答えよ。ただし，1.0 mol/L 酢酸水溶液の電離度は 0.0052 とする。

(1)　1.0 mol/L の酢酸水溶液中の水素イオン濃度は何 mol/L か。その小数第 2 位の数，小数第 3 位の数，小数第 4 位の数を直接マークせよ。

小数第 2 位：$\boxed{15}$

小数第 3 位：$\boxed{16}$

小数第 4 位：$\boxed{17}$

(2)　1.0 mol/L の酢酸水溶液中の酢酸の電離定数は何 mol/L か。その小数第 6 位の数を直接マークせよ。

小数第 6 位：$\boxed{18}$

Ⅲ　ハロゲンに関する記述である。次の問い（問 1 ～問 4 ）に答えよ。（20点）

問1　ハロゲンの単体および化合物に関する記述として正しいものを，次の①～
⑤から選べ。　　　　　　　　　　　　　　　　　　　　　　　19

① ハロゲンの単体の融点および沸点は，$Cl_2 > Br_2 > I_2$ の順に低い。
② 単体の酸化力は，$Cl_2 < Br_2 < I_2$ の順に強い。
③ HF，HCl，HBr，HI の水溶液は，いずれも弱酸である。
④ AgCl，AgBr，AgI は，いずれも光によって分解されない。
⑤ AgCl，AgBr，AgI は，いずれも水に溶けにくい。

問2　ハロゲンの単体に関する記述として正しいものを，次の①～⑤から選べ。
　　　　　　　　　　　　　　　　　　　　　　　　　　　　20

① フッ素が水と反応すると，水素が発生する。
② ヨウ素は，水によく溶ける。
③ 塩素は，赤熱した銅と激しく反応する。
④ 塩素を得るには，アルミニウムに塩酸を加えて加熱する。
⑤ すべて常温で気体である。

問3　ヨウ素およびヨウ素化合物に関する記述として正しいものを，次の①～⑤
から選べ。　　　　　　　　　　　　　　　　　　　　　　　21

① ヨウ素は，ヨウ化カリウム水溶液には溶けない。
② ヨウ素の検出には，デンプン水溶液を用いる。
③ ヨウ化物イオンを含む水溶液に臭素を作用させてもヨウ素は生成しない。
④ ヨウ素は，常温で褐色の液体である。
⑤ ヨウ素は，ハロゲンの単体のうちで最も激しく水素と反応する。

問4　塩素および塩素化合物に関する記述として正しいものを，次の①〜⑤から選べ。　　　　　　　　　　　　　　22

① 塩素は，水に激しく反応して酸素を発生する。

② 塩素は，無色で強い毒性を持つ。

③ 塩素は，マンガンに濃塩酸を加えて加熱すると得られる。

④ 塩素は，炭素(黒鉛)電極を用いて塩化ナトリウム水溶液の電気分解で生成される。

⑤ 塩素のオキソ酸で酸の強さが最も弱いものは，過塩素酸である。

Ⅳ　次の問い（問1〜問3）に答えよ。（30点）

問1　次の(1)〜(4)の各記述a〜cについて正しいものはどれか。最も適当なもの
　　を下の＜解答群＞から選べ。ただし，同じものを繰り返し選んでもよい。

(1)　a　フェノールは，炭酸より弱い酸である。

　　　b　フェノールの水溶液に臭素水を加えると白色沈殿を生じる。

　　　c　フェノールは，ベンゼンより置換反応を受けやすい。

23

(2)　a　エタノールを二クロム酸カリウムの硫酸酸性溶液を用いて酸化すると
　　　　ホルムアルデヒドが生じる。

　　　b　フェーリング液はアルデヒドにより酸化され，赤色の酸化銅（Ⅰ）が沈
　　　　殿する。

　　　c　メタノールの蒸気に空気中で熱した銅を触れさせると，メタノールが
　　　　酸化されてホルムアルデヒドが生成する。

24

(3)　a　メタノールは，常温で無色の有毒な液体である。

　　　b　メタノールは，工業的には触媒を用いて一酸化炭素と水素から合成さ
　　　　れる。

　　　c　エタノールは，工業的にはリン酸を触媒としてエチレンに水を付加さ
　　　　せて合成される。

25

(4) a　クレゾールの分子式は $C_7H_6O_2$ で，3つの異性体がある。

　　b　サリチル酸の分子式は $C_7H_6O_3$ で，無色の結晶である。

　　c　フタル酸の分子式は $C_7H_8O_2$ で，加熱すると酸無水物が生じる。

26

＜解答群＞

① a　　　　② b　　　　③ c　　　　④ aとb

⑤ aとc　　⑥ bとc　　⑦ aとbとc　⑧ 正しいものはない

問2　次の記述(1)〜(5)の 27 〜 34 に最も適当なものを＜解答群＞から選べ。ただし，同じものを繰り返し選んでもよい。また， 27 と 28 ， 30 と 31 は解答の順序は問わない。

(1) ベンゼンを 27 と 28 の混合物と反応させると，ニトロベンゼンが生成する。

(2) アニリンの希塩酸溶液を冷却しながら 29 の水溶液を加えると，塩化ベンゼンジアゾニウムが生成する。

(3) サリチル酸を 30 と 31 の混合物と加熱すると，サリチル酸メチルが生成する。

(4) ベンゼンスルホン酸ナトリウムに 32 を加えて融解すると，ナトリウムフェノキシドが生じる。この水溶液に二酸化炭素を作用させると 33 ができる。

(5) アニリンに 34 を作用させると，酢酸とアセトアニリドが生じる。

<解答群>
① 亜硝酸ナトリウム　　② メタノール　　　③ 無水酢酸

④ 酢酸　　　　　　　　⑤ フェノール　　　⑥ 水酸化ナトリウム

⑦ エタノール　　　　　⑧ 塩酸　　　　　　⑨ 濃硝酸

⓪ 濃硫酸

問3　炭素，水素，酸素からなる有機化合物 13.5 mg を完全燃焼させたところ，二酸化炭素 19.8 mg と水 8.2 mg が生じた。この化合物 3.03 g を水 100 g に溶解した水溶液の凝固点は −0.939℃ であった。この化合物の分子式を $C_xH_yO_z$ としたときの x，y，z の値をそれぞれ直接マークせよ。ただし，10 以上のときは⓪をマークせよ。また，水のモル凝固降下は 1.85 K・kg /mol とし，この有機化合物は電解質ではない。

x：　35　　　y：　36　　　z：　37

英　語

解答

30年度

推　薦

Ⅰ

〔解答〕

(A)　①
(B)　①
(C)　②
(D)　①
(E)　②
(F)　①
(G)　③

〔出題者が求めたポイント〕

(A)　第1段落によれば、
　1．文化的な違いを認識することは旅行者にとって有益だ。→第1段落最終文に一致
　2．世界中で、友人に贈り物を与えることは気前が良いと見なされる。
　3．多くの人がテーブルマナーを心配していない。
　4．外国における人々の行動は予測可能だ。

(B)　第2段落によれば、
　1．理想的な握手の仕方は国によって異なる。→第2段落最終文に一致
　2．中東諸国では、人々は握手を避ける。
　3．特に米国では、人々はほとんど握手をしない。
　4．我々は長い時間握手をするべきだ。

(C)　第3、第4段落によれば、
　1．会話空間はラテンアメリカと北米全体で同じだ。
　2．個人空間の文化的違いは人を不快にすることがある。→第4段落最終文に一致
　3．ラテンアメリカでは、誰もが話すときに腕の長さ分隔てて立つ。
　4．人の目をまっすぐ見つめることは、敬意を表す普遍的な方法だ。

(D)　第5段落によれば、
　1．中国では、贈り主の前で贈り物を開かないことが推奨される。→第5段落最終文に一致
　2．贈り物を受け取るとき、異なる文化の人々の行動はめったに異ならない。
　3．米国では、こっそりと贈り物を開くべきだ。
　4．3人の著者は、贈り物に文化的な違いはほとんどないと主張する。

(E)　第6段落によれば、
　1．主人は定刻前にパーティを始めた方が良い。
　2．ドイツでは、招待の時刻通りに行くのが適切だ。→第6段落第3文に一致
　3．定刻の定義を無視することが重要だ。
　4．アルゼンチンでは、礼儀正しい客は招待状の時刻きっかりに到着する。

(F)　第7、第8段落によれば、
　1．身体言語には、人の肩に体で触れることが含まれる。→第7段落は「身体言語」を述べる段落だが、第2文に「肩に触れる」ことが書かれているので、これが正解
　2．身体言語の文化的違いのせいで、人は心地よさを感じる。
　3．ジェスチャーの文化的違いは混乱を生まない。
　4．友人作りと旅行はビジネスの成功にとって良い。

(G)　この文の最も重要なメッセージは、
　1．挨拶や贈り物は、異文化間コミュニケーションの重要な要素だ。
　2．世界中どこでも、人と握手することは礼儀正しい。
　3．文化的違いについて学ぶことは、世界中で礼儀正しくあるために不可欠だ。→第8段落に一致
　4．文化的違いに関する多くのことはまだ知られていない。

〔全訳〕

［1］　ほとんどの人は、他人と一緒のとき、礼儀正しくありたいし、行儀よくいたい。礼儀正しいということは、挨拶の仕方と話しかけ方を知っていることを意味する。それは食事のマナーを心得ていることを意味する。それは贈り物の適切なやりとりの仕方を知っていることを意味する。しかし、ある国の丁寧な振る舞いが、世界の他の場所では不作法かも知れない。旅行者は、困惑を引き起こさないよう、礼儀正しさの文化による違いを理解する必要がある。

［2］　例えば、人は出会うと、しばしば握手する。握手はどのくらいの長さであるべきなのか？　相手の手を優しく、あるいはしっかり握るべきなのか？　米国では、人々は数秒間しっかりと握ることを好む。中東諸国では、人々は優しく長時間握る。握手は世界中で様々なのだ。

［3］　アイコンタクトはどうか？　一部の国では、目をまっすぐ見つめることで敬意を示す。世界の他の地域では、人を見つめることは不作法にあたる。敬意を表すために、人は地面に目を落とす。

［4］　個人空間の使い方にも文化的な違いがある。二人の人が話すとき、彼らは共に近くに立つべきか、あるいは遠くに立つべきか？　正確に彼らはどれほど近くに立つべきなのか？　例えば北米では、人はふつう会話中、ほぼ腕の長さ分だけ離れて立つ。しかし、中東やラテンアメリカの一部の国では、人々はもっと近くに立つ。ひとりが近くに立つのが好きで、相手が離れて立つのが好きだと、気まずくなることがある。

［5］　3人の作家が文化の違いについて『キス、おじぎ、握手』という本を書いた。その中で彼らは、挨拶、贈り物、そして時間について論じた。世界各地で、文化は贈り物について様々な考えを持つ。米国では、誰かがあなたに贈り物をくれたら、彼らがいる間にあなたはそれを開けるべきだ。そうすれば、彼らはあなたがそれを受け取ることがいかに嬉しいかを見ることができる。中国で

は、その人が去ってから贈り物を開けるべきなのだ。

［6］　もう一つの文化的違いは時間だ。誰かがあなたを午後6時の夕食に招待したら、あなたは何時そこに着くべきなのか？　早く、遅く、あるいはぴったり時刻通りに着くべきなのか？　ドイツでは時刻通りに到着することが重要だ。アルゼンチンでは、礼儀正しい夕食のゲストは通常、招待された時刻の30 ないし60 分後にやって来る。旅行中は、それぞれの国には、定刻について異なる定義があることを覚えておきなさい。

［7］　気をつけるべき最後の領域は、ジェスチャーを含む身体言語だ。人の肩に触れることは容認できるか？　どのように手を振ってさよならやこんにちはと言うのか？　人に「こっちに来て」と言うにはどんな身振りをするのか？　これらはすべて文化ごとに異なる。タイでは、手のひらで誰かの頭に触れるのは失礼だ。米国の「こちらに来い」というジェスチャーは、一部の国では動物を呼ぶためだけに使われる。

［8］　あなたが、他国で暮らす、働く、あるいは勉強するなら、言語を学ぶことは重要だ。しかし、文化の違いについて学ぶことも重要だ。これにより、あなたは礼儀正しくなり、良い印象を与えることができる。あなたの周りの人々は、心地よく尊敬されていると感じるだろう。礼儀正しさと良いマナーは、友人作りにも、旅行にも、そしてビジネスにも、良いものなのだ。

Ⅱ

〔解答〕

8　④
9　③
10　③
11　③
12　③

〔出題者が求めたポイント〕

8　Oh, yes「ええ」と肯定した後なので、「バレンタインデーが人気だ」という内容の④が正解。
9　子供のバレンタインデーの様子なので、「キャンデーをあげる」という内容の③が正解。
10　具体例として「男の子がガールフレンドにプレゼントを買う」のだから、「カップルがバレンタインデーを祝う」という内容の③が正解。
11　直前の内容が「男から女へのプレゼント」なので、「日本と逆」という内容の③が正解。
12　直前の内容が「1か月後のホワイトデー」なので、「それは素敵な習慣」という内容の③が正解。

〔全訳〕

（日本人学生とアメリカ人学生がバレンタインデーについて議論している）

Mika　：アメリカでバレンタインデーは祝うの？
Tracy　：ええ、若者の間ではとても人気があるわ。
Mika　：どんな風に祝うの？
Tracy　：え〜と、学校で友だちにキャンディをあげる子供がいるわ。

Mika　：おいしそうね！
Tracy　：カップルの多くもバレンタインデーを祝うわ。例えば、男の子がときどきガールフレンドにプレゼントを買ってあげるの。
Mika　：それは興味深いわ。日本では逆なのよね。バレンタインデーには、ふつう女の子がチョコレートをボーイフレンドにあげるから。
Tracy　：それは面白い。
Mika　：そして、1か月後、少年が贈り物をガールフレンドに贈るの。
Tracy　：それは素敵な習慣ね。
Mika　：ええ、私もそう思うわ。

Ⅲ

〔解答〕

(A)　④
(B)　③
(C)　②
(D)　②

〔出題者が求めたポイント〕

(A)　dedicate oneself to 〜「〜に献身する」。to は前置詞なので、右は Ving になる。
(B)　either A or B「A か B」。
(C)　get＋O＋Vp.p.「O を〜してもらう」。have＋O＋Vp.p. と同意。
(D)　It is 〜 that …の強調構文。

〔設問訳〕

(A)　彼女は貧しい人を助けることに献身してきた。
(B)　ユカかケンジが今日の夕食を料理すべきだ。
(C)　私の CD プレーヤーは適切に作動しない。修理してもらう必要がある。
(D)　私の人生を永久に変えたのはその日だった。

Ⅳ

〔解答〕

(A)　②
(B)　②
(C)　①
(D)　③
(E)　④

〔出題者が求めたポイント〕

(A)　occur to 〜「〜に思い浮かぶ」。It は that 〜を指す仮主語。
(B)　behind 〜「〜に遅れて」。
(C)　be exhausted「疲れ果てている」。
(D)　be reluctant to V「〜したがらない」。
(E)　subscriptions「予約購読」。subsidies「補助金」。substances「実質」。suburbs「郊外」。

〔設問訳〕

(A)　彼がそんなに臆病だとは思いもしなかった。
(B)　いそげ、ジェーン！　我々は30分ほどスケジュールから遅れている。

(C) ごめん、私はもう歩くことができない。今日は疲れ
　　果てた。
(D) 動物園で、子供たちは動物を見るのをあまりに楽し
　　んだので帰りたがらなかった。
(E) 彼女はついに郊外に大きな地所を買った。

V
〔解答〕
(A) 22 ④　　23 ⑤
(B) 24 ③　　25 ⑥
(C) 26 ⑥　　27 ⑦
(D) 28 ③　　29 ⑤
〔出題者が求めたポイント〕
正解の英文
(A) More companies (will replace humans with
　　robots in the near) future.
(B) The more (you study the better your grades will)
　　be.
(C) (Nobody wants to be warned in the same) way
　　over and over again.
(D) You must be careful of offers (that sound too
　　good to be true).

化　学

解答　30年度

I

〔解答〕

問1　1　①　　2　⑤　　3　③
　　　4　⑨　　5　④
問2　(1)　②
　　　(2)　①
　　　(3)　③
問3　⑦
問4　④

〔出題者が求めたポイント〕

基本問題

〔解答のプロセス〕

問2　(1)　最外殻電子の数と価電子の数が一致しないのは，希ガス元素であるから，Ne と He の2つ。
　　　(2)　イオン化エネルギーが最も小さいのは最も陽イオンになりやすいアルカリ金属元素で，Na
　　　(3)　電子親和力が最も大きいのは最も陰イオンになりやすいハロゲンの Cl

問3　鉄と亜鉛の物質量を x, y とすると，

$$\begin{cases} x+y=\dfrac{0.390}{22.4} & \cdots ① \\ 56x+65y=1 & \cdots ② \end{cases}$$

②－①×56 より，$y=\dfrac{0.025}{9}$

∴　$65y=0.180\cdots$　　∴　$56x=0.819\cdots$

∴　82%

問4　それぞれの非共有電子対は，
①　$N_2\cdots$2組　　　②　$H_2O\cdots$2組
③　$NH_3\cdots$1組　　　④　$CO_2\cdots$4組
⑤　$CH_4\cdots$0組

II

〔解答〕

問1　②
問2　(1)　⑦　　(2)　②　　(3)　④
問3　(1)　15　⓪　　16　⑤　　17　②
　　　(2)　⑦

〔出題者が求めたポイント〕

化学平衡，反応速度
問2　判断がつけにくい内容が多い

〔解答のプロセス〕

問1　単位時間当たりに，A が分解する物質量の2倍だけ B は生成している。よって $v_B=2v_A$
問2　(1)　a．例えば，1次反応は，反応速度が濃度に比例する。
　　　　　b．温度が高ければ，活性化エネルギーを超える分子の割合が増え，反応速度は高くなる。

　　　　　c．正しい。
　　　(2)　a．一般に個体は無視されることが多い。
　　　　　b．正しい。共通イオン効果などの例がある。
　　　　　c．どちらも小さくなるのが触媒である。
　　　(3)　a．正しい。
　　　　　b．正しい。
　　　　　c．水素イオンの濃度は pH が小さいほど大きくなる。
問3　(1)　電離度 0.0052 なので，
　　　　　1.0mol/L×0.0052＝0.0052mol/L
　　　(2)　$K_a=\dfrac{[CH_3COO^-][H^+]}{[CH_3COOH]}=\dfrac{c\alpha\times c\alpha}{c(1-\alpha)}=c\alpha^2$
　　　　　∴　$1.0\times(0.0052)^2=2.70\cdots\times10^{-5}$

III

〔解答〕

問1　⑤
問2　③
問3　②
問4　④

〔出題者が求めたポイント〕

無機化学（ハロゲン）

〔解答のプロセス〕

問1　①　Cl_2 は常温で気体，Br_2 は液体，I_2 は固体である。
　　　②　酸化力は，この3種では，Cl_2 が一番強い。
　　　③　HF 以外は強酸。
　　　④　いずれも光と反応して黒ずむ。
　　　⑤　正しい。
問2　①　$2F_2+2H_2O \longrightarrow 4HF+O_2$
　　　②　ヨウ素は無極性分子のため，水にはほとんど溶けない。
　　　③　正しい。
　　　④　アルミニウムと塩酸の反応で発生するのは H_2。
　　　⑤　常温で気体なのは，F_2 と Cl_2 のみ。
問3　①　ヨウ素は水に溶けないが，ヨウ素イオンを含む水よう液には溶ける。
　　　　　$I_2+I^- \longrightarrow 3I^-$
　　　②　正しい。
　　　③　臭素の方がヨウ素より酸化力が強いので，Br_2 と I^- が反応する。
　　　　　$Br_2+2I^- \longrightarrow 2Br^-+I_2$
　　　④　ヨウ素は常温では黒紫色の固体である。
　　　⑤　最も激しく反応するのは F_2。
問4　①　塩素は水に溶けるが，発生するのは HCl と HClO。O_2 が発生するのは F_2 である。
　　　②　塩素の単体は黄緑色である。
　　　③　マンガンの単体ではなく，酸化マンガン（IV）。
　　　　　$MnO_2+4HCl \longrightarrow MnCl_2+Cl_2+2H_2O$

④　正しい。
⑤　教科書知識ではないが，④が正しいとわかるので除外される。

Ⅳ
〔解答〕
問1　(1)　⑦　　(2)　③　　(3)　⑦　　(4)　②
問2　(1)　27・28　⑨と⓪
　　　(2)　29　①
　　　(3)　30・31　②と⓪
　　　(4)　32　⑥　　33　⑤
　　　(5)　34　③
問3　35　②　　36　④　　37　②
〔出題者が求めたポイント〕
有機化学
〔解答のプロセス〕
問1　(1)　a．正しい。
　　　b．c．フェノールのヒドロキシ基は，ベンゼン環での置換反応を起こしやすくする性質がある。どちらも正しい。
　　(2)　a．エタノールの酸化で生成するのはアセトアルデヒド。
　　　b．アルデヒドは還元性をもつ。
　　　c．正しい。
　　(3)　a．正しい。厳密には毒性があるのは酸化によって生じるギ酸だが，メタノールも有毒とされる。
　　　b．正しい。
　　　c．正しいが，工業的にはアルコール発酵の方がメジャーである。
　　(4)　a．クレゾールは，C_7H_8O
　　　b．正しい。
　　　c．フタル酸は$C_8H_6O_4$
問2　(1)　ニトロ化なので濃硝酸と濃硫酸の混合物をえらぶ。
　　(2)　ジアゾ化なので，亜硝酸ナトリウムをえらぶ。
　　(3)　メチル(エステル)化なので，メタノールと濃硫酸をえらぶ。
　　(4)　アルカリ融解。生成するナトリウムフェノキシドは炭酸より弱い酸の塩なので，フェノールが生成する。
　　(5)　アミド化なので無水酢酸。選択肢の中にはふつうの酢酸も含まれるが，アニリンは水にとけにくいので酢酸とは混ざりにくく，反応性に乏しい。
問3　$C : \frac{12}{44} \times 19.8 = 5.4 mg$

$H : \frac{2}{18} \times 8.2 = 0.91\cdots mg$

$O : 13.5 - (5.4 + 0.91\cdots) = 7.19\cdots mg$

$C : H : O = \frac{5.4}{12} : \frac{0.91}{1} : \frac{7.19}{16} = 1 : 2 : 1$

よって，分子式は$(CH_2O)_n$，分子量は$30n$
また，凝固点降下から，この化合物の分子量をNと

すると，
$$0.939 = 1.85 \times \frac{3.03/N}{0.1} \qquad N = 59.69\cdots$$

よって，$n = 2$
よって，この化合物は$C_2H_4O_2$

平成29年度

問 題 と 解 答

英 語

問題

29年度

Ⅰ　次の英文を読み，下の問いに答えよ。(42点)

[1]　In the 1800s, women could not go to college and have professions. Women who became doctors, scientists, and businesswomen had to overcome great obstacles. Many of these women went against laws, traditions, and the wishes of their families. However, they were dedicated to their work and made great contributions to the world. Sofia Kovalevsky was one of these women.

[2]　Sofia was born in 1850 in Moscow. Her father was a Russian general. Her mother was the daughter of a well-known mathematician. The family lived in a large mansion* near St. Petersburg. Each of them lived in a separate part of the mansion. Her parents were very strict. Sofia didn't think her parents loved her. She remembered this all of her life.

[3]　Sofia loved mathematics at a very early age. When she was 11 years old, she hung up notes from mathematical lectures on her walls. She also taught herself physics. A family friend thought Sofia should study mathematics in St. Petersburg. Sofia's father agreed. When she was 15 years old, she went there with her mother and sister.

[4]　Sofia and her sister wanted to go to school, but Russian universities didn't admit women and their father wouldn't let them study abroad. Sofia's sister thought of a plan. They needed to find a student to marry one of them. The sisters didn't care which one of them got married. They also didn't care who they found. A student named Vladimir Kovalevsky agreed to their plan. He promised to take his new wife to study in Germany. There was one problem. He liked Sofia, but Sofia didn't care about him.

[5]　Their father refused to allow the marriage. At that time, younger sisters never married before their older sisters. But Sofia wanted to go to school very much. So, she left a note for her father and went to Kovalevsky's apartment. At that time, a young woman never spent time alone with a

young man. Her father had to agree to marriage to save the family's honor.

[6]　The Kovalevskys went to Germany, and Sofia became a mathematics student. They lived apart and rarely saw each other. Sofia was very lonely and studied all of the time. In 1871, she moved to Berlin to work with a famous mathematician. Women were not allowed to attend the University of Berlin. The mathematician was very surprised when she asked him to teach her. He gave her some problems that even his advanced students could not solve. When Sofia solved the problems, he accepted her as his student immediately. Three years later, Sofia Kovalevsky received her degree in mathematics.

[7]　During these years, Sofia Kovalevsky worked completely alone. She had no social life. Vladimir, her husband, also lived in Berlin, but they lived apart. After five years of friendship, however, they finally fell in love. In 1878, they had a daughter. Kovalevsky stopped studying. She wanted to be a good wife and mother. At last she had love and happiness.

[8]　Vladimir taught at the University of Moscow. After a while, he left his teaching job. He began to have money and job problems. Sadly, he lost all of their money and then committed suicide. Sofia was devastated*.

[9]　A great Swedish mathematician helped Kovalevsky get a job as a mathematics professor in Sweden. She became famous because she was the only woman to be a professor in Europe, outside of Italy. In 1888, Kovalevsky competed for the greatest mathematics prize of her time, the Prix Bordin. She worked on a problem about the rings around the planet Saturn*. When the Paris Academy of Sciences announced the winner, everyone was amazed that it was a woman. They gave Kovalevsky twice the usual prize money, because she had solved a problem that was very important to science.

[10]　In 1890, Sofia Kovalevsky became the first woman elected to the St. Petersburg Imperial Academy of Science. Unfortunately, her life and

brilliant career ended early. In December 1890, she caught a cold. She got very sick, and she died on February 10, 1891, at the age of 41.

*mansion　　大邸宅

devastated　打ちひしがれた

Saturn　　　土星

問　本文の内容を踏まえて，次の英文(A)～(G)の空所 1 ～ 7 に入れるのに最も適当なものを，それぞれ下の①～④のうちから選べ。

(A) According to the first paragraph, in the 1800s, 1 .

① laws were one of the difficulties women faced when they wanted jobs

② there were no female scientists or businesswomen

③ traditions helped women become doctors, scientists, and businesswomen

④ women obeyed the wishes of their families when they went to college and had professions

(B) According to the second and third paragraphs, Sofia 2 .

① didn't think her parents loved her, because neither of them allowed her to study mathematics or physics

② didn't think her parents loved her, so she decided to leave home and study mathematics in St. Petersburg alone

③ loved mathematics because her grandmother taught it to her when she was very young

④ went to St. Petersburg to study mathematics there

(C) According to the fourth paragraph,　　3　　.

① Sofia's sister thought that if one of them got married, Russian universities would accept them

② Sofia's sister thought that if one of them got married, their father would allow them to go to a Russian university

③ Vladimir Kovalevsky agreed to the sisters' plan and promised to take one of them to Germany

④ Vladimir Kovalevsky promised to take Sofia to study in Germany, but she didn't want to go there

(D) According to the fifth paragraph,　　4　　.

① Sofia was older than her sister, so she decided to marry Kovalevsky

② Sofia went to Kovalevsky's apartment, but she never spent time alone with him

③ Sofia's father did not want her sister to marry Kovalevsky because she was younger than Sofia

④ Sofia's father finally agreed to her marriage because he wanted to keep the good reputation of his family

(E) According to the sixth paragraph,　　5　　.

① Sofia's married life did not allow her to concentrate on studying mathematics

② Sofia's married life with Vladimir was such that they were often together

③ the famous mathematician agreed to teach Sofia as soon as she solved the problems he gave her

④ the famous mathematician thought that Sofia would be able to solve the problems which were too difficult even for his advanced students

(F)　According to the seventh and eighth paragraphs, ☐ 6 ☐ .

① it was before Sofia and Vladimir Kovalevsky fell in love with each other that they had a daughter

② Sofia lived apart from her husband, but she had a lot of friends at her workplace for five years

③ Sofia was filled with sadness when her husband lost all of their money and killed himself

④ the love and happiness Sofia finally had did not last for long because her husband began to have money and left his teaching job

(G)　According to the ninth and tenth paragraphs, ☐ 7 ☐ .

① Sofia elected the first woman to the St. Petersburg Imperial Academy of Science because of her brilliant life and career

② Sofia got a job with the help of a great Swedish mathematician, and became the only female professor in Europe

③ Sofia received the prize money twice because she solved a problem about the rings of Saturn and another problem important to science

④ Sofia's achievement in her study of the rings around Saturn enabled her to win the Prix Bordin

Ⅱ　次の英文の空所 8 ～ 12 に入れるのに最も適当なものを，それぞれ下の①～④のうちから選び，会話文を完成せよ。(20点)

Two Japanese high school students, Yuki and Mio, are talking about learning English.

Yuki: You speak English so well! I ___8___ .

① am not impressed with you

② am really superior to you

③ really envy you

④ really should be going

Mio: Thank you. English is important to me. In the future, I really want a job where I ___9___ .

① can increase the frequency

② can receive it

③ can use it on a daily basis

④ have to speak too much

Yuki: I hope your dream comes true! I really want to improve my English. What should I do? Do you have ___10___ ?

① any additional suggestions

② any helpful advice

③ any personal advisors

④ any person's help

Mio: There are many things you can do to practice and improve your English. For example, you ___11___ .

① can ask your parents' permission

② can watch movies in English

③ should get enough sleep

④ should listen to birdsong

Yuki: Thank you, Mio. That's a good idea. How often should I ⬚ 12 ⬚ ?

    ① do that

    ② have a break

    ③ make a plan

    ④ meet you

Mio: As often as you can. Good luck!

III 次の英文(A)〜(D)の空所 13 〜 16 に入れるのに最も適当なものを，そ
れぞれ下の①〜④のうちから選べ。(12点)

(A) You looked as (13) you had seen a ghost.

　① if　　　　　② so　　　　　③ such　　　　　④ that

(B) (14) is the weather like in Tokyo?

　① What　　　② When　　　③ Which　　　④ Why

(C) I am proud of my school (15) another campus in America.

　① has　　　　② have　　　　③ having　　　　④ will have

(D) (16) just one month ago, the museum has become one of the most
popular places in this town.

　① Been built　② Building　　③ Built　　　④ To build

Ⅳ　次の英文(A)～(E)の空所　17 ～ 21 に入れるのに最も適当なものを，それぞれ下の①～④のうちから選べ。(10点)

(A)　No one can （ 17 ） John and Bob apart because they are twins and look very similar to each other.

① feel　　　　② say　　　　③ see　　　　④ tell

(B)　Twenty students out of thirty, that is, two- （ 18 ） of the class members were absent today.

① third　　　② thirds　　③ three　　　④ threes

(C)　She is already 18 years old. She knows （ 19 ） than to believe such lies.

① better　　　② higher　　③ more　　　④ older

(D)　After graduation, he hopes to find （ 20 ） in the car industry.

① employment　② government　③ retirement　④ sentiment

(E)　The town is （ 21 ） by beautiful mountains.

① complained　② fulfilled　③ persuaded　④ surrounded

Ⅴ 次の文(A)～(D)を，与えられた語(句)を用いて英文に訳したとき，空所 22 ～
29 に入れるのに最も適当なものを，それぞれ下の①～⑦のうちから選べ。
ただし，文頭に来る語(句)も小文字になっている。(16点)

(A) 彼が私を見つけたときにどんな反応をするのか，見るのが怖いです。

I'm scared of (　　　) (　　　) (22) (　　　) (　　　) (23)
(　　　) finds me.

① he   ② his   ③ reaction   ④ seeing

⑤ what   ⑥ when   ⑦ will be

(B) その活動に参加するボランティアたちは，自分たちが助けている人々により
良い暮らしをしてほしいと思っています。

The volunteers (　　　) (24) (　　　) (　　　) (25) (　　　)
(　　　) (　　　) better lives.

① participate in   ② the activities

③ the people   ④ they help

⑤ to live   ⑥ want   ⑦ who

(C) その猫は年老いた夫婦にしっかりと面倒を見てもらえるでしょう。

The cat (　　　) (26) (　　　) (　　　) (27) (　　　)
(　　　) the elderly couple.

① be   ② by   ③ care   ④ good

⑤ of   ⑥ taken   ⑦ will

(D) どうして彼女のお母さんはそんなに彼女のことを怒っているのですか。

(　　　) (28) (　　　) (　　　) (29) (　　　) (　　　) with
her?

① angry   ② come   ③ her   ④ how

⑤ is   ⑥ mother   ⑦ so

化　学

問題

29年度

必要があれば，次の数値を用いよ。

原子量：H＝1.0　　C＝12　　N＝14　　O＝16

Na＝23　　K＝39　　Cl＝35.5　　Ca＝40

Ar＝40　　Cr＝52　　Ag＝108

アボガドロ定数：$N_A = 6.02 \times 10^{23}$ /mol

気体定数：$R = 8.31 \times 10^3$ Pa·L/(K·mol)

ファラデー定数：$F = 9.65 \times 10^4$ C/mol

$\boxed{\text{I}}$　次の問い（問1〜問5）に答えよ。（25点）

問1　次の分子，イオン中の非共有電子対の個数を直接マークせよ。ただし，0
　　　または10個以上の場合は$\boxed{0}$をマークせよ。

　　　　　　N_2：$\boxed{1}$　　　　H_3O^+：$\boxed{2}$　　　NH_4^+：$\boxed{3}$
　　　　　　　　　　　　　　　CO_2：$\boxed{4}$　　　C_2H_2：$\boxed{5}$

問2　酸素，窒素，アルゴンの混合気体がある。この混合気体における酸素と窒
　　　素の体積比は1：4である。この混合気体の平均分子量が31.6のとき，混合
　　　気体におけるアルゴンの体積百分率は何％か。その値の十の位と一の位の数
　　　を直接マークせよ。ただし，一桁のときは十の位は，$\boxed{0}$をマークせよ。

　　　　　　　　　　　　　　　十の位：$\boxed{6}$　　　一の位：$\boxed{7}$

問3　20℃における硝酸カリウムの飽和水溶液200 g がある。水を蒸発させて，
　　　析出する固体と飽和溶液の質量の合計を 150 g とした。このとき，何 g の結
　　　晶が析出するか。その値の一の位の数を直接マークせよ。ただし，硝酸カリ
　　　ウムの溶解度は，20℃で31.6とする。

　　　　　　　　　　　　　　　　　　　　　　　　　一の位：$\boxed{8}$

問4　次の(1)〜(3)の各記述 a 〜 c について正しいものはどれか。最も適当なも
　　　のを下の＜解答群＞から選べ。ただし，同じものを繰り返し選んでもよい。

　(1)　a　気体の水への溶解度は，一般に温度が高くなるほど，小さくなる。
　　　　b　「溶解度の小さな気体において，一定温度で一定量の溶媒に溶解する
　　　　　　気体の質量（または物質量）は，その圧力（混合気体では分圧）に比例す
　　　　　　る。」この法則をヘスの法則という。
　　　　c　過飽和溶液は不安定で，振動や小さな結晶を加えると，急激に結晶が
　　　　　　析出することがある。

　　　　　　　　　　　　　　　　　　　　　　　　　　　　　$\boxed{9}$

(2) a 水素結合などで表示される電荷の「δ（デルタ）」は，「かなり」のという意味を表す。

b 共有結合をしている原子間に電荷のかたよりがあるとき，結合に極性があるという。

c 同じ元素からなる単体で性質が異なるものを互いに同位体という。

$\boxed{10}$

(3) a コロイド粒子を含む溶液をゲルといい，流動性がある。

b コロイド溶液を限外顕微鏡で観察したとき，コロイド粒子が不規則に動いて見えるのが観察されるが，これをチンダル現象という。

c コロイド溶液に多量の電解質を加えたとき，コロイド粒子が分離する現象を塩析という。

$\boxed{11}$

＜解答群＞

① a　　　② b　　　③ c　　　④ aとb

⑤ aとc　⑥ bとc　⑦ aとbとc　⑧ 正しいものはない

問5 次の金属とその結晶構造の組み合わせが正しいものはどれか。正しいものを3つ選べ。ただし，解答の順序は問わない。 $\boxed{12}$ $\boxed{13}$ $\boxed{14}$

① Fe（面心立方格子）　　　② Mg（六方最密構造）

③ K（体心立方格子）　　　④ Zn（面心立方格子）

⑤ Cu（面心立方格子）　　　⑥ Ag（体心立方格子）

⑦ Na（六方最密構造）　　　⑧ Al（六方最密構造）

Ⅱ　次の問い（問1～問4）に答えよ。（25点）

問1　pH 3.0 の希塩酸を水で100倍にうすめると，水溶液中の水素イオン濃度は 1.0×10$^{-\square}$ mol/L となった。□にあてはまる数を直接マークせよ。　15

問2　両極に白金電極を用いて，15.0 A の電流を30分間通じて，水酸化ナトリウム水溶液を電気分解した。両極から発生する気体の体積の和は，標準状態で何 L か。その値を有効数字3桁で求め，小数第一位の数を直接マークせよ。

小数第一位：　16

問3　3.20 g のメタンを完全燃焼させると，178 kJ の熱量が発生する。

(1)　標準状態で 11.2 L のメタンを完全燃焼させると，発生する熱量は何 kJ か。その値の十の位の数を直接マークせよ。

十の位：　17

(2)　メタンの完全燃焼により 7.12×10^3 kJ の熱量を得るには，何 g のメタンを燃焼させればよいか。その値の十の位の数を直接マークせよ。

十の位：　18

問 4　次の文を読んで，下の(1)および(2)に答えよ。

　　沈殿反応を利用した定量法を沈殿滴定といい，試料水溶液中の塩化物イオンの定量法を特にモール法という。この方法は，クロム酸銀の溶解度が塩化銀の溶解度より（　a　）ことを利用している。塩化物イオンを含む水溶液を一定体積はかりとり，クロム酸カリウム水溶液（黄色）を指示薬として，濃度既知の硝酸銀水溶液をビュレットで加えていくと，先に溶解度の（　b　）塩化銀の（　c　）沈殿が生じる。塩化銀の沈殿生成が完了したときに，銀イオンはクロム酸イオンと反応して溶解度の（　a　）クロム酸銀の赤褐（暗赤）色沈殿を生じ，滴定の終点が判定できる。

(1)　（　a　），（　b　），（　c　）に入る言葉で，正しいものの組合せはどれか。

| 19 |

	（ a ）	（ b ）	（ c ）
①	大きい	小さい	青色
②	小さい	大きい	青色
③	大きい	小さい	白色
④	小さい	大きい	白色
⑤	大きい	小さい	黒色
⑥	小さい	大きい	黒色

(2)　濃度不明の塩化ナトリウム水溶液 20 mL をコニカルビーカーにとり，指示薬としてクロム酸カリウム水溶液を適当量加えた。0.50 mol/L の硝酸銀水溶液をビュレットから滴下したところ，クロム酸銀の赤褐（暗赤）色沈殿が生じるまでに 6.4 mL を要した。滴定前の塩化ナトリウム水溶液のモル濃度は何 mol/L か。最も近い数値を①〜⓪から選べ。　　　20

① 0.16　　② 0.20　　③ 0.32　　④ 0.40　　⑤ 0.64
⑥ 0.80　　⑦ 0.96　　⑧ 1.3　　⑨ 1.6　　⓪ 3.2

Ⅲ 次の問い（問1～問3）に答えよ。(21点)

問1　次の金属イオンのうち，少量の水酸化ナトリウム水溶液中で生じた沈殿が，過剰な水酸化ナトリウム水溶液を加えても溶けない金属イオンを下の①～⑤から2つ選べ。ただし，解答の順序は問わない。　　　21　　22

① 亜鉛イオン　　② アルミニウムイオン　　③ 銀イオン
④ 銅(Ⅱ)イオン　　⑤ 鉛(Ⅱ)イオン

問2　次の金属イオンのうち，少量のアンモニア水で生じた沈殿が過剰なアンモニア水を加えても消失しない金属イオンを下の①～⑤から2つ選べ。ただし，解答の順序は問わない。　　　23　　24

① 亜鉛イオン　　② アルミニウムイオン　　③ 銀イオン
④ 銅(Ⅱ)イオン　　⑤ 鉛(Ⅱ)イオン

問3　次の金属イオンのうち，酸性で硫化水素を通じても沈殿は生じないが，塩基性で硫化水素を通じたとき，沈殿を生じる金属イオンを下の①～⑤から2つ選べ。ただし，解答の順序は問わない。　　　25　　26

① 亜鉛イオン　　② 銀イオン　　③ 鉄(Ⅱ)イオン
④ 銅(Ⅱ)イオン　　⑤ 鉛(Ⅱ)イオン

Ⅳ 次の問い（問１〜問５）に答えよ。（29点）

問１ 次の(1)〜(3)の各記述 a 〜 c について正しいものはどれか。最も適当なものを下の＜解答群＞から選べ。ただし，同じものを繰り返し選んでもよい。

(1) a メタンは，空気より軽く，無色，無臭である。

b エチレンは，無色のわずかに甘いにおいがする気体である。

c アセチレンは，赤熱した鉄に触れさせると３分子が重合して，ベンゼンを生じる。

27

(2) a 純粋な酢酸は，気温が低いと凝固するため氷酢酸とも呼ばれる。

b マレイン酸は，加熱すると分子内で脱水が起こり，酸無水物を生じる。

c シュウ酸は，飽和ジカルボン酸である。

28

(3) a アセトンの分子式は，C_3H_6O である。

b キシレンには，o-, m-, p- の３種の幾何異性体がある。

c ナフタレンの分子式は，$C_{10}H_8$ である。

29

＜解答群＞

① a ② b ③ c ④ aとb
⑤ aとc ⑥ bとc ⑦ aとbとc ⑧ 正しいものはない

問2　炭素，水素，酸素のみからなる化合物 A 23.1 mg の元素分析を行った。
完全に燃焼させた結果，二酸化炭素 33.6 mg，水 13.8 mg を生じた。

(1)　この化合物の組成式 $C_xH_yO_z$ の x はいくらか。その数を直接マークせよ。
ただし，1 の場合は①をマークせよ。

x：　30

(2)　この化合物の分子量を240とするとき分子式を $C_xH_yO_z$ で表すと，y はいく
らか。その数を直接マークせよ。ただし，10以上のときは⓪をマークせよ。

y：　31

問3　アニリン，安息香酸，トルエンを含むジエチルエーテル溶液を分液漏斗に
入れ，次の操作(1)または(2)を行った。その結果について，適切なものを＜解
答群＞から選べ。ただし，同じものを繰り返し選んでもよい。

操作(1)　分液漏斗に希塩酸を加え，振り混ぜた。　　　32

操作(2)　分液漏斗に水酸化ナトリウム水溶液を入れ，振り混ぜた。　　33

＜解答群＞
① 　アニリンだけが，水層に移動する。
② 　アニリンだけが，エーテル層に残留する。
③ 　安息香酸だけが，水層に移動する。
④ 　安息香酸だけが，エーテル層に残留する。
⑤ 　トルエンだけが，水層に移動する。
⑥ 　トルエンだけが，エーテル層に残留する。

問4　次の反応(1)～(3)で必要な試薬を選べ。ただし，同じものを繰り返し選んでもよい。

(1)　トルエンを酸化して，安息香酸をつくる反応　　　34

(2)　フェノールから 2,4,6-トリニトロフェノールをつくる反応　　　35

(3)　ニトロベンゼンからアニリン塩酸塩をつくる反応　　　36

＜解答群＞

① スズと濃塩酸　　　　　　　　② アンモニア水

③ 過マンガン酸カリウムと希硫酸　　④ 濃硫酸とメタノール

⑤ 塩化鉄(Ⅲ)水溶液　　　　　　⑥ 炭酸水素ナトリウム

⑦ 濃硫酸と濃硝酸　　　　　　　⑧ 酢酸亜鉛と酢酸

問5　次の記述①～⑧のうち，正しいものを3つ選べ。ただし，解答の順序は問わない。　　　37　38　39

① アルデヒドは，フェーリング液とともに加熱すると，酸化銅(Ⅱ)が沈殿する。

② アセトンは，2-プロパノールを硫酸酸性の二クロム酸カリウム水溶液で酸化すると得られる。

③ サリチル酸は，塩化鉄(Ⅲ)水溶液により，黄色に呈色する。

④ 1,2-エタンジオールは，エチレングリコールと呼ばれ，有毒である。

⑤ フェノールは，ベンゼンより置換反応を受けやすい。

⑥ クレゾールには，2種の構造異性体がある。

⑦ フェノールは炭酸よりも強い酸である。

⑧ アニリンブラックは，水に溶けやすい。

英　語

解答

29年度

I

〔解答〕

問

①①　②④　③③　④④　⑤③

⑥③　⑦④

〔解答のプロセス〕

設問の和訳

(A) 第1段落によれば、1800年代に、＿＿＿＿＿。
①　法律は女性が仕事を得たいときに直面する困難のひとつだった
②　女性科学者や女性実業家はいなかった
③　伝統は女性が医者や科学者や実業家になる手助けをした
④　女性は大学に行くときや職を得たときに、家族の希望に従った

(B) 第2、3段落によれば、ソフィアは＿＿＿＿＿。
①　両親が自分を愛していないと思った。なぜなら二人とも彼女が数学や物理を学ぶことを許さなかったから
②　両親が自分を愛していないと思った。それで彼女は家を出て、サンクトペテルブルグにおいて、ひとりで数学を学ぶ決心をした
③　数学を愛した。なぜなら彼女が小さい頃、祖母がそれを彼女に教えたから
④　数学を学ぶためにサンクトペテルブルグに行った

(C) 第4段落によれば、＿＿＿＿＿。
①　ソフィアの姉は、もし彼女らのどちらかが結婚すれば、ロシアの大学は彼女らを受け入れるだろうと考えた
②　ソフィアの姉は、もし彼女らのどちらかが結婚すれば、父は彼女らがロシアの大学に行くことを許すだろうと考えた
③　ウラジミール・コワレフスキーは姉の計画に同意し、彼女らのうち一人をドイツへ連れて行くことを約束した
④　ウラジミール・コワレフスキーはソフィアを連れてドイツで学ぶ約束をしたが、彼女はそこへ行きたくなかった

(D) 第5段落によれば、＿＿＿＿＿。
①　ソフィアは妹より年上だったので、彼女はコワレフスキーと結婚する決心をした
②　ソフィアはコワレフスキーのアパートへ行ったが、彼女は彼と二人だけで時を過ごすことは決してなかった
③　ソフィアの父は彼女の妹がコワレフスキーと結婚することを欲しなかった。なぜなら彼女はソフィアより若かったから
④　ソフィアの父はついに彼女の結婚に合意した。なぜなら彼は自分の家族の名声を保ちたかったから

(E) 第6段落によれば、＿＿＿＿＿。
①　ソフィアは結婚生活のために、数学の勉強に集中できなかった
②　ソフィアのウラジミールとの結婚生活は、たいてい一緒にいるというものだった
③　有名な数学者は、ソフィアに与えた問題を彼女が解くのを見るとすぐに、彼女を教えることに合意した
④　有名な数学者は、上級生にとってさえ難しすぎる問題をソフィアは解けるだろうと思った

(F) 第7、8段落によれば、＿＿＿＿＿。
①　ソフィアとウラジミール・コワレフスキーが娘を持ったのは、二人が恋に落ちる前だった
②　ソフィアは夫と離れて暮らしたが、5年間仕事場では大勢の友人がいた
③　ソフィアは夫が金をすべて失い自殺したとき、悲しみに満ちた
④　ソフィアがついに得た愛と幸せは長く続かなかった。なぜなら夫が金を得始め、教える仕事を離れたから

(G) 第9、10段落によれば、＿＿＿＿＿。
①　ソフィアは、その最初の女性を、素晴らしい生活と経歴によって、サンクトペテルブルグ帝国科学アカデミーに選出した
②　ソフィアは、偉大なスウェーデンの数学者の手助けで職を得て、ヨーロッパで唯一の女性教授になった
③　ソフィアは、土星の輪の問題と、科学にとって重要なもう一つの問題を解決したことで、二度賞金を受け取った
④　土星の周りの輪の研究における業績で、ソフィアはボルダン賞を得ることができた

〔全訳〕

[1] 1800年代に女性は、大学に通うことも職業を持つこともできなかった。医師、科学者、実業家になった女性は大きな障害を克服しなければならなかった。こうした女性の多くは、法律、伝統、そして家族の希望に逆らうものだった。しかし、彼女らは仕事に専念し、世界に大きな貢献をした。ソフィア・コワレフスカヤはこれら女性の一人だった。

[2] ソフィアは1850年にモスクワで生まれた。彼女の父親はロシアの将軍だった。母親は、よく知られた数学者の娘だった。家族はサンクトペテルブルク近くの大きな邸宅に住んでいた。家族の各々は、邸宅内の別の場所に住んでいた。彼女の両親は非常に厳格だった。ソフィアは両親が自分を愛しているとは思わなかった。彼女はこのことを生涯忘れなかった。

[3] ソフィアは、非常に若い頃から数学を愛していた。彼女は11歳のとき、数学講義のノートを部屋の壁に掛けていた。彼女はまた、独学で物理学を学んだ。あ

る家族ぐるみの友人が、ソフィアはサンクトペテルブルクで数学を学ぶべきだと考えた。ソフィアの父親は同意した。彼女は 15 歳のとき、母、妹とともにそこに赴いた。

[4] ソフィアと彼女の姉は学校に行きたいと思っていたが、ロシアの大学は女性の入学を認めなかったし、父親は海外留学を許さなかった。ソフィアの姉はある計画を思いついた。彼女らは、自分たちのどちらか 1 人と結婚してくれる学生を見つける必要があった。姉妹は、どちらが結婚するか気にもしなかった。また、誰を見つけるかも気にしなかった。ウラジミール・コワレフスキーという名の学生が計画に合意した。彼は新しい妻を連れてドイツで勉強することを約束した。問題がひとつあった。彼はソフィアが好きだったが、ソフィアは彼を好きではなかった。

[5] 父親は結婚を許さなかった。当時、妹が姉よりも先に結婚することは決してなかった。しかしソフィアは、とても学校に通いたいと思っていた。そこで、彼女は父親に手紙を残し、コワレフスキーのアパートに行った。当時若い女性は、若い男と二人だけで時を過ごすことは決してなかった。彼女の父親は、家族の名誉を守るため、結婚に同意せざるを得なかった。

[6] コワレフスキーはドイツに行き、ソフィアは数学の学生になった。彼らは別居生活をし、互いに会うことはほとんどなかった。ソフィアはとても孤独で、常に勉強をしていた。1871 年、有名な数学者と仕事をするために、彼女はベルリンに移った。女性はベルリン大学への出席を許されていなかった。彼女が数学者に教えてくれるように頼んだとき、その数学者はとても驚いた。彼は上級生でさえも解けないいくつかの問題を出した。ソフィアがその問題を解いたとき、彼はすぐに彼女を学生として受け入れた。3 年後、ソフィア・コワレフスカヤは数学の学位を得た。

[7] この間、ソフィア・コワレフスカヤは、まったくひとりで勉強した。彼女に社会生活はなかった。彼女の夫、ウラジミールもベルリンに住んでいたが、彼らは別居生活だった。しかし、5 年間の友情の後、ついに彼らは恋に落ちた。1878 年、彼らには娘がいた。コワレフスカヤは勉強をやめた。彼女は良妻賢母になりたかった。ようやく彼女は愛と幸福を得た。

[8] ウラジミールはモスクワ大学で教鞭をとった。しばらくして、彼は教職を辞めた。金と仕事の問題を持ち始めたからだ。悲しいことに、彼は金をすべて失い、自殺した。ソフィアは打ちひしがれた。

[9] 偉大なスウェーデン人の数学者が、コワレフスカヤがスウェーデンで数学教授として職を得る手助けをしてくれた。彼女はイタリア以外のヨーロッパにおいて、ただひとりの女性教授だということで有名になった。1888 年コワレフスカヤは、彼女の時代の最高の数学賞であるボルダン賞を競った。彼女は土星の周りの輪に関する問題に取り組んだ。パリ科学アカデミーが勝者を発表したとき、それが女性だったので誰もが驚いた。彼らはコワレフスカヤに通常の賞金の 2 倍を

与えた。科学にとって非常に重要な問題を解決したからであった。

[10] 1890 年、ソフィア・コワレフスカヤは、サンクトペテルブルク帝国科学アカデミーに選ばれた最初の女性となった。残念なことに、彼女の人生と輝かしい経歴は早くに終わった。1890 年 12 月、彼女は風邪をひいた。とても具合が悪くなり、1891 年 2 月 10 日に 41 歳で死んだ。

Ⅱ

〔解答〕

⑧③　⑨③　⑩②　⑪②　⑫①

〔解答のプロセス〕

⑧ envy ～「～をうらやましく思う」

⑨ on a daily basis「日常的に」

⑩ helpful advice「役に立つ忠告」

⑪ 英語学習法の例なので、「英語の映画を見る」となる

⑫ watch movies in English を受けて。do that「それをする」

〔全訳〕

二人の日本人高校生、ユキとミオが英語の学習について話している。

ユキ：あなた英語とても上手に話すね。本当にうらやましい。

ミオ：ありがとう。英語は私にとって重要。将来、日常的に英語を使う仕事にどうしても就きたいの。

ユキ：あなたの夢が実現するといいわね！　私も本当に英語がうまくなりたいわ。どうしたらいいと思う？　何か役立つアドバイスある？

ミオ：英語を練習して上達するのにできることはたくさんある。例えば、英語の映画を見ることができるわ。

ユキ：ありがとう、ミオ。それはいい考えね。それ、どれくらい頻繁にやったらいいの？

ミオ：できるだけ何度でも。成功を祈るわ！

Ⅲ

〔解答〕

⑬①　⑭①　⑮③　⑯③

〔解答のプロセス〕

⑬ as if S V「まるで～だったかのように」。V は仮定法。ここでは過去のことなので過去完了形

⑭ What is S like?「S はどのようであるか」

⑮ be proud of ～「～を誇りに思う」。having は動名詞で、my school はその意味上の主語。

⑯ Having been built just one month ago, という分詞構文から、Having been を省略した形

〔設問文の和訳〕

(A) 君はまるで幽霊を見たかのような顔をしていた。

(B) 東京の天気はどうですか。

(C) 私は自分の学校がアメリカに別のキャンパスを持っているのを誇りに思う。

(D) ほんの 1 ヶ月前に建てられたばかりだが、その美術館はこの町で最も人気の場所のひとつだ。

Ⅳ
〔解答〕

17 ④　　18 ②　　19 ①　　20 ①　　21 ④

〔解答のプロセス〕

17 tell A and B apart「A と B を区別する」

18 that is「つまり、すなわち」。two-thirds「3 分の 2」

19 know better than to V「～するほどバカじゃない」

20 find employment「仕事につく、就職する」

21 be surrounded by ～「～によって取り囲まれる」

〔設問文の和訳〕

(A) 誰もジョンとボブの区別がつかない。なぜなら彼らは双子で互いにとても見た目が似ているからだ。

(B) 30 人中 20 人、つまりクラスの 3 分の 2 が今日は欠席だった。

(C) 彼女はすでに 18 歳だ。そんな嘘を信じるほどバカじゃない。

(D) 卒業後、彼は自動車産業で職を得ることを希望している。

(E) その町は美しい山で取り囲まれている。

Ⅴ
〔解答〕

22 ②　　23 ⑥　　24 ①　　25 ③

26 ①　　27 ③　　28 ②　　29 ⑤

〔解答のプロセス〕

正解の英文

(A) I'm scared of seeing what his reaction will be when he finds me.

(B) The volunteers who participate in the activities want the people they help to live better lives.

(C) The cat will be taken good care of by the elderly couple.

(D) How come her mother is so angry with her?

化 学

解答　29年度

Ⅰ

〔解答〕

①②　②①　③⓪　④④　⑤⓪　⑥②　⑦⑤
⑧⑤　⑨⑤　⑩②　⑪③　⑫,⑬,⑭②,③,⑤

〔出題者が求めたポイント〕

理論小問集

〔解答のプロセス〕

問1.　電子式は①:N⫶⫶N: ②$\left[\begin{array}{c} H:\overset{\displaystyle\cdot\cdot}{\underset{\displaystyle H}{O}}:H \end{array}\right]^+$

③$\left[\begin{array}{c} H \\ H:N:H \\ H \end{array}\right]^+$ ④$\overset{\cdot\cdot}{\underset{\cdot\cdot}{O}}::C::\overset{\cdot\cdot}{\underset{\cdot\cdot}{O}}$ ⑤H:C⫶⫶C:H

問2.　Ar の体積百分率を x〔%〕とすると，O_2 は$(100-x)$〔%〕の 1/5，N_2 は$(100-x)$〔%〕の 4/5 であるから，

平均分子量＝（成分気体の分子量×存在比）の和　より

$32 \times \dfrac{100-x}{100} \times \dfrac{1}{5} + 28 \times \dfrac{100-x}{100} \times \dfrac{4}{5} + 40 \times \dfrac{x}{100}$

$= 31.6$　$x = 25$〔%〕

問3.　蒸発した水は　$200\,g - 150\,g = 50\,g$　$50\,g$ の水に溶けていた硝酸カリウムが結晶として析出するから

$31.6\,g \times \dfrac{50\,g}{100\,g} = 15.8\,g$

問4.　(1)(a), (c) 正　　(b)ヘスの法則 ⟶ ヘンリーの法則

(2)(a)かなり ⟶ 少し　　(b)正　　(c)同位体 ⟶ 同素体

(3)(a)ゲル ⟶ ゾル　　(b)チンダル現象 ⟶ ブラウン運動　　(c)正

問5.　面心立方格子の例：Cu，Ag，Al

体心立方格子の例：Na，K，Fe

六方最密構造の例：Be，Mg，Zn

Ⅱ

〔解答〕

⑮⑤　⑯⑦　⑰④　⑱②　⑲③　⑳①

〔出題者が求めたポイント〕

理論小計算問題集

〔解答のプロセス〕

問1.　pH 3.0 ⟹ $[H^+] = 1.0 \times 10^{-3}\,mol/L$　　100 倍にうすめるから　$1.0 \times 10^{-3} \times \dfrac{1}{100} = 1.0 \times 10^{-5}\,mol/L$

問2.　陽極：$4\,OH^- \longrightarrow 2\,H_2O + O_2 + 4\,e^-$

陰極：$2\,H_2O + 2\,e^- \longrightarrow H_2 + 2\,OH^-$

e^- 1 mol あたり O_2 1/4 mol，H_2 1/2 mol 合計 3/4 mol の気体が発生する。流れた電子は

$\dfrac{15.0\,A \times 60 \times 30\,s}{9.65 \times 10^4\,C/mol} \fallingdotseq 0.2798\,mol$

発生気体は

$22.4 \times 3/4\,L/mol \times 0.2798\,mol \fallingdotseq 4.70\,L$

問3.　メタン 3.20 g は　$\dfrac{3.20\,g}{16\,g/mol} = 0.200\,mol$　なので

メタンの燃焼熱は

$\dfrac{178\,kJ}{0.200\,mol} = 890\,kJ/mol$

(1) 11.2 L は 0.500 mol なので

$890\,kJ/mol \times 0.500\,mol = 445\,kJ$

(2)メタンを x〔mol〕とすると

$890\,kJ/mol \times x$〔mol〕$= 7.12 \times 10^3\,kJ$

$x = 8.00\,mol$　　$16\,g/mol \times 8.00\,mol = 128\,g$

問4.　(1) Cl^- と $CrO_4{}^{2-}$ を含む水溶液に Ag^+ を滴下すると，溶解度の小さい AgCl（白）が先に沈殿し，Cl^- がなくなった後に Ag_2CrO_4（赤褐）が沈殿するので，溶液が赤味を帯びた点が Cl^- 滴定の終点となる。

(2) $NaCl + AgNO_3 \longrightarrow AgCl + NaNO_3$

NaCl と $AgNO_3$ の物質量が同じであるから

x〔mol/L〕$\times \dfrac{20}{1000}\,L = 0.50\,mol/L \times \dfrac{6.4}{1000}\,L$

$x = 0.16$〔mol/L〕

Ⅲ

〔解答〕

㉑,㉒③,④　㉓,㉔②,⑤　㉕,㉖①,③

〔出題者が求めたポイント〕

金属イオンの沈殿生成

〔解答のプロセス〕

問1.　最初に生じる沈殿は水酸化物。$Zn(OH)_2$，$Al(OH)_3$，$Pb(OH)_2$ は両性水酸化物で，過剰の OH^- には錯イオン$[Zn(OH)_4]^{2-}$，$[Al(OH)_4]^-$，$[Pb(OH)_4]^{2-}$ を生じて溶けるが，Ag_2O，$Cu(OH)_2$ は両性を示さず，過剰の NaOH に溶けない。

問2.　最初に生じる沈殿は水酸化物。$Zn(OH)_2$，Ag_2O，$Cu(OH)_2$ は過剰の NH_3 と錯イオン$[Zn(NH_3)_4]^{2+}$，$[Ag(NH_3)_2]^+$，$[Cu(NH_3)_4]^{2+}$ を生じて溶けるが，Al^{3+}，Pb^{2+} は NH_3 と錯イオンをつくらず，過剰の NH_3 水に溶けない。

問3.　Ag_2S，PbS，CuS，CdS などは溶解度積が小さく，$[S^{2-}]$ の小さい酸性溶液でも沈殿するが，ZnS，FeS，MnS などは溶解度積がやや大きいため酸性溶液では沈殿せず，塩基性溶液で沈殿する。

Ⅳ

〔解答〕

㉗⑦　㉘⑦　㉙⑤　㉚①　㉛⓪　㉜①　㉝③
㉞③　㉟⑦　㊱①　㊲,㊳,㊴②,④,⑤

〔出題者が求めたポイント〕

有機物全般について分子式，構造，性質，反応，分離

〔解答のプロセス〕

問1. (1)(a),(b),(c)正　(c) 3 C₂H₂ ⟶ ⬡

(2)(a),(b),(c)正　(b)マレイン酸はシス型で -COOH が近いため分子内で脱水して酸無水物の無水マレイン酸になるが，トランス型のフマル酸は脱水され難い。

$$\begin{array}{c} HOOC \diagdown \\ H \diagup \end{array} C=C \begin{array}{c} \diagup COOH \\ \diagdown H \end{array} \longrightarrow \begin{array}{c} H-C-C \\ \parallel \\ H-C-C \end{array} \diagup\!\!\diagdown O + H_2O$$

(c)シュウ酸には C=C はないため，飽和ジカルボン酸である。

(3)(a)正　アセトンの示性式は CH₃COCH₃ である。

(b)幾何異性体 ⟶ 構造異性体

(c)正　ナフタレンの構造式は ⬡⬡ である。

問2. (1) C : 33.6 mg × $\frac{12}{44}$ ≒ 9.16 mg

　　H : 13.8 mg × $\frac{2.0}{18}$ ≒ 1.53 mg

　　O : 23.1 mg − 9.16 mg − 1.53 mg ≒ 12.4 mg

　　$\frac{9.16}{12} : \frac{1.53}{1.0} : \frac{12.4}{16}$ = 0.763 : 1.53 : 0.775

　　　≒ 1 : 2 : 1　　組成式は CH₂O　　x = 1

(2) CH₂O の式量は 30

　　30 n = 240　　n = 8　　分子式は C₈H₁₆O₈

問3. アニリン ⬡-NH₂ は塩基，安息香酸 ⬡-COOH は酸，トルエン ⬡-CH₃ は中性物質である。

操作(1)　塩基のアニリンが塩酸塩となり水層に移るが，他の2つはエーテル層に残る。

　　⬡-NH₂ + HCl ⟶ ⬡-NH₃Cl

操作(2)　酸の安息香酸がナトリウム塩となり水層に移るが，他の2つはエーテル層に残る。

　　⬡-COOH + NaOH ⟶ ⬡-COONa + H₂O

問4. (1)ベンゼン置換体の炭素を含む側鎖は，過マンガン酸カリウムで酸化されてカルボキシ基になる。

　　⬡-CH₃ + 2 KMnO₄

　　　⟶ ⬡-COOK + 2 MnO₂ + KOH + H₂O

　　2 ⬡-COOK + H₂SO₄

　　　⟶ 2 ⬡-COOH + K₂SO₄

(2)ニトロ化には濃硝酸と濃硫酸の混酸を用いる。

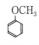

OH + 3 HNO₃ ⟶ (O₂N)-⬡(OH)(NO₂)-NO₂ + 3 H₂O

2,4,6-トリニトロフェノール（ピクリン酸）

(3)ニトロベンゼン ⬡-NO₂ を還元するとアニリン ⬡-NH₂ が生じる。還元剤にスズと塩酸を用いると，過剰の塩酸のため，アニリンは塩酸塩になる。

　　2 ⬡-NO₂ + 3 Sn + 14 HCl

　　　⟶ 2 ⬡-NH₃Cl + 3 SnCl₄ + 4 H₂O

問5. ①酸化銅(Ⅱ) ⟶ 酸化銅(Ⅰ)　アルデヒドがフェーリング液中の Cu(Ⅱ) を還元して Cu(Ⅰ) にする。

②正　第二級アルコールを酸化するとケトンが生じる。

　　CH₃CH(OH)CH₃ ⟶ CH₃COCH₃

③黄色 ⟶ 赤紫色　塩化鉄(Ⅲ)反応による呈色は青〜紫系統である。

④正　HOCH₂CH₂OH エタンジオールは，エチレングリコールともいう。

⑤正　-OH の影響で-OH について o-, p- の位置が反応し易くなっている。

⑥2 種 ⟶ クレゾールとして3種，他に2種計5種

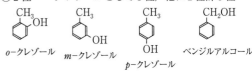

o-クレゾール　　m-クレゾール　　p-クレゾール　　ベンジルアルコール

アニソール

⑦強い ⟶ 弱い　　⑧溶けやすい ⟶ 溶けにくい

平成28年度

問 題 と 解 答

英　語

問題

28年度

Ⅰ　次の英文を読み，下の問いに答えよ。(42点)

[1]　Many people think it is important to marry someone from their own culture group. They believe a marriage between two people from different cultures cannot be happy because of the different values and lifestyles of the two groups. However, not all cross-cultural marriages are unhappy or less successful than other marriages. Scientists who study human behavior try to find out how these cross-cultural marriages work. These marriages can succeed even though they may need more effort than marriages within the same group.

[2]　Psychologists study human personality and behavior. They try to find out which personal qualities are necessary for a cross-cultural marriage to work. Anthropologists and sociologists are two types of social scientists who study group behavior. Anthropologists describe the cultures of groups around the world, including their values and the things they make. Sociologists, on the other hand, usually get their information by asking questions of large groups of people in a modern, industrial society. Then they count the answers. Sociologists want to know about the different roles in a group, such as the "leader" or the "caretaker*." Psychologists, anthropologists, and sociologists are all interested in couples from two different cultures who have happy marriages.

[3]　Some experts on cultural studies combine the findings of psychologists, anthropologists, and sociologists to advise people who are thinking about a marriage to someone from a different culture. These experts have some suggestions. They believe special situations and personal qualities must exist for a successful cross-cultural marriage.

[4]　First, people in happy intercultural marriages have some special qualities. Both partners should have self-confidence. Self-confident people understand that a cultural difference in their partner's behavior is not a

personal attack. Also, they should both feel a strong commitment to their marriage. They will need a lot of commitment when there are problems outside their marriage, such as the disapproval of their families.

[5]　Another important quality to have in an intercultural marriage is flexibility, that is, the ability to change. If both partners are flexible, they can each change their cultural habits enough to live together comfortably. They also need to be sensitive to each other's feelings, since these may be different depending on culture. For example, people in some cultures like to be alone a lot, while those in other cultures want to have people around them all the time. In a marriage between people from these two different cultures, each partner has to respect the other's need for privacy or the company of others. If not, the couple probably cannot live happily together.

[6]　Psychologists say that two of the most important qualities to have in a cross-cultural marriage are adventurousness and a sense of humor. Adventurous people like to try different experiences. They are not afraid of new situations. For example, they usually enjoy new foods and languages. Also, in interviews with many couples in cross-cultural marriages, they say it is important to laugh at themselves when they have a cultural misunderstanding. They advise other cross-cultural couples not to take all their misunderstandings seriously. Often the problem is between their two cultures rather than between the two of them personally.

[7]　In the book, *Intercultural Marriage: Promises and Pitfalls**, the author Dugan Romano says that "good motives" for getting married are necessary for the marriage to succeed. By "good motives," she means positive reasons for marriage instead of negative reasons, such as rebellion* against one's culture or family. Romano feels that love "in the true sense" is the best possible reason for all marriages, including cross-cultural ones. For her, true love means not just romantic attraction, but both partners helping each other to develop.

*caretaker　　　　世話をする人

pitfalls < pitfall　隠れた危険

rebellion　　　　　反発

問　本文の内容を踏まえて，次の英文(A)～(G)の空所 | 1 | ～ | 7 | に入れる
のに最も適当なものを，それぞれ下の①～④のうちから選べ。

(A)　According to the first paragraph,　| 1 | 　．

　　① in spite of what many people believe, couples in a cross-cultural
　　　marriage should spend less time thinking of their different cultural
　　　values or lifestyles

　　② many scientists have been working hard to find out why cross-
　　　cultural marriages are the most successful

　　③ most people who study cross-cultural marriages believe that these
　　　marriages are not happy because of different values and lifestyles

　　④ people may have to work harder to cope with their differences in a
　　　cross-cultural marriage than in a marriage within the same cultural
　　　group

(B)　In the second paragraph, the author says that　| 2 | 　．

　　① cross-cultural marriages attract the attention of scholars in
　　　different fields, such as psychology, anthropology, and sociology

　　② people who wish to enter a cross-cultural marriage should study
　　　psychology, anthropology, and sociology

　　③ psychology, anthropology, and sociology are fields of study that
　　　describe cross-cultural marriages as successful

　　④ psychology, anthropology, and sociology help encourage modern,
　　　industrial societies to have more cross-cultural marriages

(C) In the third and fourth paragraphs, the author says that ☐3☐ .

① cross-cultural couples need to help each other, especially when one of their family members commits a violent crime

② cross-cultural couples should have self-confidence for a happy marriage

③ psychology, anthropology, and sociology experts have little confidence in cross-cultural marriage

④ self-confident people are strongly advised to avoid cross-cultural marriages

(D) In the fifth paragraph, the author says that ☐4☐ .

① couples in a cross-cultural marriage should respect each other's choices when it comes to social interaction

② cross-cultural partners usually find themselves happier when they choose to work for different companies

③ most cross-cultural couples tend to depend more on each other after they get married

④ successful cross-cultural partners are unwilling to compromise with each other

(E) In the sixth paragraph, the author emphasizes that ☐5☐ .

① a sense of humor is more important than adventurousness in a cross-cultural marriage

② adventurous experiences lead to cultural misunderstandings

③ cross-cultural couples should realize their misunderstandings are often cultural, not personal

④ it is sometimes a sense of humor that motivates people to try new foods and languages

(F) According to the last paragraph, Dugan Romano thinks that ⬚6⬚ .

① a successful marriage, whether it is cross-cultural or not, is one in which partners help each other to become more mature

② marrying a person from another culture ensures that the relationship will last forever

③ rebelling against one's family is a good reason to enter a cross-cultural marriage

④ you should find a partner from a different cultural background so that you will grow as a person

(G) According to the entire passage, individuals in successful cross-cultural marriages ⬚7⬚ .

① are full of romantic happiness because they are very passionate about love

② become a source of trouble for their family members who disapprove of their love or marriage

③ have specific personal qualities and the ability to work together

④ share the household tasks to show a strong commitment to their marriage

Ⅱ 次の英文の空所 8 ～ 12 に入れるのに最も適当なものを，それぞれ下の①～④のうちから選び，会話文を完成せよ．(20点)

A grandmother and her granddaughter are planning dinner.

Grandmother: Are you getting hungry, Sweetie? What would you like for dinner?

Granddaughter: Can we have stew? 8 potatoes and cabbage?
① Do we have
② Do we need
③ Do you like
④ Should we make

Grandmother: No, you'll have to go to the market. We need bread. And, butter, too. I 9 of it this morning with the pancakes, so we're all out.
① didn't eat any
② didn't use any
③ kept most
④ used the last

Granddaughter: O.K. I'll go. Should I get anything else?

Grandmother: Well, 10 . You need some meat or fish, too. You're a growing girl. Get a piece of salmon while you are there.
① I doubt it
② let me see
③ not really
④ you're right

Granddaughter: O.K. I'll get some salmon. Do we need anything for breakfast?

Grandmother: Maybe some jam. Get two kinds — strawberry and blueberry — and some cream for your coffee.

Granddaughter: O.K., Grandmother — that's enough! You're going to ⬚11⬚ !

① gain weight

② improve your diet

③ make me fat

④ make too many cookies

Grandmother: Oh, you need it — you're too thin. It's important to get enough to eat so ⬚12⬚ . Your body needs vitamins to be healthy and strong.

① I have enough money

② I won't make dinner

③ you cook well

④ you don't get sick

Granddaughter: Yes, Grandmother — you know best!

Ⅲ 次の英文(A)～(D)の空所 13 ～ 16 に入れるのに最も適当なものを，それぞれ下の①～④のうちから選べ。(12点)

(A) As the sky grew darker, we decided to find a place （ 13 ） for the night.

① stop   ② stopped   ③ stopping   ④ to stop

(B) Windsor Castle, （ 14 ） was built in the 11th century, is still used by the Queen.

① what   ② when   ③ where   ④ which

(C) There were no witnesses, so there is little chance （ 15 ） the money being found.

① of   ② that   ③ when   ④ with

(D) His friend advised that he （ 16 ） a doctor.

① see   ② seeing
③ sees   ④ would be seen

Ⅳ 次の英文(A)～(E)の空所 17 ～ 21 に入れるのに最も適当なものを，そ
れぞれ下の①～④のうちから選べ。(10点)

(A) Cynthia, you've been talking on the phone for hours now. Please
(17) and join us for dinner.
① hang up ② put on ③ set out ④ talk down

(B) (18) my regret, I forgot to write my name on the test sheet.
① Against ② For ③ On ④ To

(C) The driver was in (19) condition after the accident on the
highway.
① critical ② cruel ③ evil ④ wrong

(D) The job only pays minimum (20), but the staff is friendly and the
office is near my home.
① coins ② fare ③ fee ④ wage

(E) Seeing the lion attack the zebra made the safari tourists (21) in
fear.
① remove ② reply ③ resume ④ retreat

V 次の文(A)～(D)を，与えられた語(句)を用いて英文に訳したとき，空所 22 ～ 29 に入れるのに最も適当なものを，それぞれ下の①～⑦のうちから選べ。ただし，文頭に来る語(句)も小文字になっている。(16点)

(A) ジェームズは，密閉した箱の中にある物をぴたりと当てることができる人なら誰にでも10,000ドルを提供すると提案しました。

James (　　) (22) (　　) (　　) (23) (　　) (　　) in a sealed box.

① an item　　　　② could　　　　③ identify　　　　④ proposed
⑤ to　　　　　　⑥ to offer $10,000　　　　　　⑦ whoever

(B) 私たちが現在関わっているプロジェクトには，まだ改善の余地があります。

There is still (　　) (24) (　　) (　　) (25) (　　) (　　) now involved.

① are　　　　　② for　　　　　③ improvement in the project
④ in　　　　　　⑤ room　　　　⑥ which　　　　⑦ we

(C) セントラル・パークにいる馬は，非常に暑い日には働くことが認められていません。馬の方がたいていの人間より労働条件がはるかによいのです。

The horses in Central Park are not allowed to work on excessively hot days. (　　) (26) (　　) (　　) (27) (　　) (　　).

① are　　　　　② better than　　③ humans'　　④ most
⑤ much　　　　⑥ their　　　　⑦ working conditions

(D) 後になってはじめて，彼の言おうとしていたことが分かりました。

It was not (　　) (28) (　　) (　　) (29) (　　) (　　) to say.

① he had been trying　　　　② I　　　　③ later
④ realized　　　⑤ that　　　　⑥ until　　　　⑦ what

化　学

問題

28年度

必要があれば，次の数値を用いよ。

原子量：H＝1.0　　　C＝12　　　N＝14　　　O＝16

Na＝23　　　K＝39　　　Ca＝40

気体定数：$R = 8.31 \times 10^3 \, \mathrm{Pa \cdot L/(K \cdot mol)}$

ファラデー定数：$F = 9.65 \times 10^4 \, \mathrm{C/mol}$

Ⅰ 次の問い（問1～問6）に答えよ。(24点)

問1 次の分子のうち，直線形であるものはいくつあるか。その数を直接マーク
せよ。 1

アセチレン，アンモニア，エチレン，塩化水素，酸素，窒素，
二酸化炭素，水，メタン

問2 次の原子番号の元素の原子のうち，価電子の数が，互いに等しいものは何
組あるか。その数を直接マークせよ。 2

原子番号：3，5，7，8，9，12，14，17，19，20

問3 次のa～eのそれぞれの量の物質のうち，物質量が同じであるものの組み
合わせはどれか。下の①～⓪から選べ。 3

a ナトリウム 46 g
b 水酸化カリウム 56 g
c メタン 32 g
d 酸素（標準状態） 56 L
e 酸化カルシウム 84 g

① aとb ② aとc ③ aとd ④ aとe ⑤ bとc
⑥ bとd ⑦ bとe ⑧ cとd ⑨ cとe ⓪ dとe

問4 27℃で360 mLの気体を，一定の圧力のままで47℃にすると，体積は何
mLになるか。その百の位の数と十の位の数を直接マークせよ。ただし，気
体は理想気体とする。

百の位： 4 十の位： 5

問5　831 mL の容器に，0.400 mol の酸素と 0.600 mol の窒素を 27℃で封入した。酸素の分圧は何 Pa か。最も近いものを選べ。　　　　　　6

① 1.20×10⁶　　② 1.60×10⁶　　③ 1.80×10⁶　　④ 2.00×10⁶

⑤ 2.40×10⁶　　⑥ 3.00×10⁶　　⑦ 3.20×10⁶　　⑧ 3.60×10⁶

⑨ 4.60×10⁶　　⓪ 4.80×10⁶

問6　次の a ～ c の記述について正しいものはどれか。最も適当なものを下の ①～⑧から選べ。　　　　　　7

a　ケイ素は，地殻を構成する成分の中で最も多く存在する元素である。

b　ケイ素の単体は，共有結合の結晶をつくる。

c　ケイ素の単体は，半導体として用いられる。

① a　　　　② b　　　　③ c　　　　④ aとb

⑤ aとc　　⑥ bとc　　⑦ aとbとc　　⑧ 正しいものはない。

Ⅱ　次の問い（問 1 ～問 4 ）に答えよ。（30点）

問 1　次の金属のうち，下の(1)・(2)に該当するものはいくつあるか。その数を
　　　直接マークせよ。10個以上の場合は⓪をマークせよ。

　　　　Al　Au　Ca　Cu　Fe　K　Li　Ni　Pt　Sn　Zn

　　(1)　常温の空気中で速やかに酸化される。　　　8

　　(2)　塩酸と反応して水素を発生させる。　　　　9

問 2　希硫酸を電気分解し，27℃，1.01×10^5 Pa で 2.00 L の体積を占める水素
　　　を，2.00時間で発生させた。次の(1)・(2)の問いに答えよ。

　　(1)　発生した水素は何 mol か。その値の小数第 2 位の数を直接マークせよ。

　　　　　　　　　　　　　　　　　　　　　　　　　　　　　　　　10

　　(2)　流した電流は何 A か。その値の一の位の数を直接マークせよ。　　11

問3　次の(1)・(2)の各記述（a～c）について正しいものはどれか。最も適当な
　　ものを下の＜解答群＞から選べ。ただし，同じものを繰り返し選んでもよい。

(1)　a　一般に，溶解度積が小さい塩ほど沈殿を生じやすい。

　　　b　NaCl の飽和水溶液に塩化水素を吹き込むと NaCl の沈殿が生じる。

　　　c　Cu^{2+} と Zn^{2+} を含む酸性の水溶液に H_2S を通じると，CuS のみが沈
　　　　殿する。

$\boxed{12}$

(2)　a　密閉容器内で，可逆反応 $2NO_2 \rightleftharpoons N_2O_4$ が平衡状態にあるとき，
　　　　圧力をかけると，有色の気体の分子数が増加する方向に平衡は移動する。

　　　b　一定容積の容器内で，可逆反応 $2NO_2 \rightleftharpoons N_2O_4$ が平衡状態にある
　　　　とき，Ar ガスを注入すると，有色の気体の分子数が増加する方向に平
　　　　衡は移動する。

　　　c　N_2O_4（気）＝ $2NO_2$（気）－ 57 kJ の熱化学方程式で表される可逆反応が
　　　　平衡状態にあるとき，加熱すると，有色の気体の分子数が増加する方向
　　　　に平衡は移動する。

$\boxed{13}$

＜解答群＞
　①　a　　　　②　b　　　　③　c　　　　④　aとb
　⑤　aとc　　⑥　bとc　　⑦　aとbとc　⑧　正しいものはない。

問4　次の(1)～(3)の物質において，下線をつけた原子の酸化数はいくらか。下
　　の①～⓪から選べ。ただし，同じものを繰り返し選んでもよい。

(1)　$H_2\underline{S}O_4$　$\boxed{14}$　　　(2)　$K_2\underline{Cr}_2O_7$　$\boxed{15}$　　　(3)　$H_2\underline{O}_2$　$\boxed{16}$

　①　－3　　②　－2　　③　－1　　④　0　　⑤　＋1
　⑥　＋2　　⑦　＋3　　⑧　＋4　　⑨　＋5　　⓪　＋6

Ⅲ 次の問い（問 1・問 2）に答えよ。（22点）

問 1 次の①〜⑥の金属イオンを含む水溶液に，水酸化ナトリウム水溶液やアンモニア水を少量加えたところ沈殿が生じた。下の(1)〜(4)に該当するものは①〜⑥のどれか。

① Ag^+ ② Al^{3+} ③ Cu^{2+}
④ Fe^{3+} ⑤ Pb^{2+} ⑥ Zn^{2+}

(1) 水酸化ナトリウム水溶液を過剰に加えても生じた沈殿は溶けないが，アンモニア水を過剰に加えると沈殿が溶けるもの 2 種。ただし，解答の順序は問わない。　　　　　　　　　　　　　　　　　 | 17 | | 18 |

(2) アンモニア水を過剰に加えても生じた沈殿は溶けないが，水酸化ナトリウム水溶液を過剰に加えると沈殿が溶けるもの 2 種。ただし，解答の順序は問わない。　　　　　　　　　　　　　　　　　 | 19 | | 20 |

(3) 水酸化ナトリウム水溶液またはアンモニア水のいずれでも，過剰に加えると沈殿が溶けるもの。　　　　　　　　　　　　　　　　　 | 21 |

(4) 水酸化ナトリウム水溶液またはアンモニア水のいずれでも，過剰に加えても沈殿が溶けないもの。　　　　　　　　　　　　　　　　　 | 22 |

問 2　次の(1)～(5)の物質，あるいはその物質の主成分として含まれる化合物は
どれか。下の①～⓪から選べ。ただし，同じものを繰り返し選んでもよい。

(1) 消石灰　　[23]　　　　(2) ホタル石　　　　[24]

(3) セッコウ　[25]　　　　(4) 氷晶石　　　　　[26]

(5) さらし粉　[27]

① $Al(OH)_3$　　　　② CaF_2　　　　　　　③ CaO

④ $Ca(OH)_2$　　　⑤ $CaCl(ClO)·H_2O$　　⑥ $CaSO_4·2H_2O$

⑦ HF　　　　　　⑧ $HgCl_2$　　　　　　　⑨ Na_3AlF_6

⓪ 該当するものはない。

Ⅳ　次の問い（問1・問2）に答えよ。（24点）

問1　次の(1)～(4)の記述に該当する物質は，下の①～⓪のどれか。最も適当な
　　ものを選べ。ただし，同じものを繰り返し選んでもよい。

(1)　脂肪酸の中で最も強い酸性を示す，刺激臭がある，無色の液体　　　28

(2)　酢酸カルシウムの熱分解（乾留）により得られる，無色の液体　　　29

(3)　エタノールを二クロム酸カリウムの硫酸酸性溶液で酸化すると得られる，
　　　特有の刺激臭があり，還元作用を示す液体　　　30

(4)　自動車エンジン冷却用の不凍液として用いられる，無色で有毒な液体

　　　31

①　アセトアルデヒド　　②　アセトン　　　　　③　エタノール
④　エチレングリコール　⑤　ギ酸　　　　　　　⑥　酢酸
⑦　ジエチルエーテル　　⑧　ホルムアルデヒド　⑨　マレイン酸
⓪　メタクリル酸

問2　次の(1)～(3)の各記述（a～c）について正しいものはどれか。最も適当な
　　ものを下の＜解答群＞から選べ。ただし，同じものを繰り返し選んでもよい。

(1)　a　フェノールは，炭酸よりも強い酸である。

　　　b　フェノールをクメン法により製造すると，アセトンも同時に生じる。

　　　c　ピクリン酸は，黄色の結晶で爆薬の原料とすることができる。

$$\boxed{32}$$

(2)　a　無水フタル酸は，フタル酸2分子から脱水反応により生じる。

　　　b　サリチル酸は，ヒドロキシ基を持つカルボン酸である。

　　　c　ベンジルアルコールに塩化鉄(Ⅲ)の薄い水溶液を加えると呈色する。

$$\boxed{33}$$

(3)　a　トルエンを常温でニトロ化すると，o-ニトロトルエンとp-ニトロト
　　　　ルエンがおもに生じる。

　　　b　ベンゼンを硫酸と硝酸の混合物（混酸）と反応させると，ニトロベンゼ
　　　　ンが生じる。

　　　c　アニリンを硫酸酸性の二クロム酸カリウムの水溶液で酸化すると，水
　　　　に溶けやすい黒色の物質が生じる。

$$\boxed{34}$$

＜解答群＞
① a　　② b　　③ c　　④ aとb
⑤ aとc　　⑥ bとc　　⑦ aとbとc　　⑧ 正しいものはない。

英　語

解答　28年度

I

〔解答〕
問
[1]④　　[2]①　　[3]②　　[4]①　　[5]③
[6]①　　[7]③

〔出題者が求めたポイント〕
〔解説〕
設問の和訳
(A) 第1段落によれば、＿＿＿＿＿。
① 多くの人が信じていることにも関わらず、異文化間結婚の夫婦は自分たちの異なる文化的価値観や生活様式を考えるのに時間を費やすべきでない
② 多くの科学者たちは、異文化間結婚が最もうまく行く理由を見出そうと懸命に取り組んでいる
③ 異文化間結婚を研究している多くの人は、こうした結婚は異なる価値観と生活様式ゆえに、幸せでないと信じている
④ 人は、同じ文化グループ内の結婚よりも、異文化間結婚における結婚の方が、その違いに対処するべくより懸命に努力しなければならないかも知れない
(B) 第2段落で筆者は、＿＿＿＿＿と語る。
① 異文化間結婚は心理学者、人類学者、そして社会学者といった、異なる分野の学者の注目を集めている
② 異文化間結婚をしようとする人は、心理学、人類学、そして社会学を学ばねばならない
③ 心理学、人類学、そして社会学は異文化間結婚を成功と描く研究分野だ
④ 心理学、人類学、そして社会学は、現代の産業社会により多くの異文化間結婚を促す手助けをする
(C) 第3, 4段落で筆者は、＿＿＿＿＿と語る。
① 異文化夫婦はお互いを助ける必要がある、特に、彼らの家族の一員が暴力犯罪をおかしたときには
② 異文化夫婦は、幸せな結婚のために自信を持つべきだ
③ 心理学、人類学、そして社会学の専門家は、異文化間結婚をほとんど信用していない
④ 自信のある人は、異文化間結婚を避けるように強く忠告される
(D) 第5段落で筆者は、＿＿＿＿＿と語る。
① 異文化間結婚の夫婦は、社会的交流に関しては、互いの選択を尊重すべきだ
② 異文化夫婦は通常、異なる会社で働くことを選択するとき、より幸せだと思う
③ 多くの異文化夫婦は、結婚後より互いに依存する傾向がある
④ うまく行く異文化夫婦は、互いに妥協する気はない

(E) 第6段落で筆者は、＿＿＿＿＿と強調する。
① 異文化間結婚においては、冒険心よりもユーモアのセンスの方が重要だ
② 冒険的な経験は文化的誤解をもたらす
③ 異文化夫婦は、自分たちの誤解がしばしば、個人的なものではなく文化的なものだということに気づくべきだ
④ 人を新たな食べ物や言語に挑戦する気にさせるのは、時にユーモアのセンスだ
(F) 第6段落によれば、Dugan Romano は、＿＿＿＿＿と考える。
① 異文化間であろうとなかろうと、うまく行く結婚は、パートナーが互いの成熟を手助けする結婚だ
② 他文化出身の人と結婚することは、その関係が永遠に続くことを保証する
③ 自分の家族に反発することは、異文化間結婚をする十分な理由になる
④ 人間として成長するために、人は異なる文化的背景の出身のパートナーを見つけるべきだ
(G) 文章全体によれば、うまく行く異文化間結婚の個人は、＿＿＿＿＿。
① 愛に関して情熱的なので、ロマンチックな幸せに満たされる
② 彼らの愛や結婚を認めない家族にとってトラブル源となる
③ 特別な個人的資質と協力し合う能力を持つ
④ 自分の結婚に対して強い責任を示すべく、家事を共に担う

〔全訳〕
[1] 多くの人は、自分自身の文化集団出身の人と結婚することが重要だと考える。彼らは、異なる文化出身の2人の人が結婚するのは幸せにはなれないと信じる。なぜなら、2つのグループの価値観と生活様式が違うからだ。しかし、全ての異文化間結婚が、他の結婚よりも不幸であるとか、うまく行かないという訳ではない。人間行動を研究する科学者は、こうした異文化間結婚がどうしたらうまく行くかを見出そうとしている。これらの結婚は、同じグループ内の結婚よりもより努力を必要とするかも知れないが、うまく行くことはありうるのだ。
[2] 心理学者は人間の性格と行動を研究する。彼らは、異文化間結婚がうまく行くのに、どのような性格特性が必要かを見出そうとしている。人類学者と社会学者は集団行動を研究する2種類の社会科学者だ。人類学者は、その価値観や作成物を含め、世界中の集団の文化を記述する。一方社会学者は通常、現代の産業社会における大集団の人々に質問をすることで情報を集め、そして彼らは回答を集計する。社会学者は、グループ内の様々な役割、例えば「指導者」とか「世話をする人」としての役割を知ろうとする。心理学者、人類

学者、そして社会学者はみな、2つの異なる文化出身で、幸せな結婚をしている夫婦に興味がある。

[3] 文化研究の専門家の中には、心理学者、人類学者、そして社会学者の発見を統合し、異なる文化出身の人との結婚を考えている人に忠告をする者もいる。これらの専門家は、いくつかの提案をする。彼らはうまく行く異文化間結婚には、特別な状況と個人的な資質が必要だと考える。

[4] 第一に、幸せな異文化間結婚をしている人は、ある特別な資質を持つ。パートナー二人ともが、自信を持っていなければならない。自信のある人は、パートナーの行動の文化的な違いは、個人攻撃でないことを理解している。また、彼らは二人とも、自分の結婚に強い決意を持つべきだ。彼らは家族の反対といった、外部の問題があるとき多大の決意を必要とするだろう。

[5] 異文化間結婚をする際に重要な今ひとつの資質は、柔軟性、すなわち、変化する能力だ。もしもパートナーが柔軟なら、彼らは互いに自分の文化的習慣を変え、共に快適に暮らすことが出来る。彼らはまた、互いの感情に敏感である必要がある。なぜなら感情は文化によって異なるかも知れないからだ。例えば、ある文化の人はひとりでいるのがとても好きであるかも知れない。一方、他の文化の人は常に人に取り囲まれていることを欲する。これら2つの異なる文化出身の人の結婚においては、パートナーは、相手のプライバシーの必要性や、人と一緒にいることの必要性を尊重しなければならない。さもなければ、夫婦はたぶん幸せに同居出来ないだろう。

[6] 心理学者は、異文化間結婚において持つべき最も重要な2つの資質は、冒険心とユーモアのセンスだと言う。冒険心のある人は、様々な経験をすることを好む。彼らは新たな状況を恐れない。例えば、彼らはいつも、新しい食べ物や言語を楽しむ。また、異文化間結婚をしている多くの夫婦との面談で、文化的誤解があるときには、自分を笑いとばすことが重要だと彼らは語る。彼らは他の異文化間結婚の夫婦に、全ての誤解を深刻に受け止めてはならないと忠告する。しばしば問題は、ふたりの間の個人的なものというよりはむしろ、2文化間のものなのだ。

[7] 『異文化間結婚：明るい見通しと隠れた危険』という本で、著者の Dugan Romano は、結婚が成功するためには、結婚する「十分な動機」が必要だと語る。「十分な動機」という言葉で彼女が言わんとするのは、自分の文化や家族に対する反発といった消極的理由ではなく、結婚する積極的理由のことだ。Romano は、「真の意味での」愛こそが、あらゆる結婚の望みうる最高の理由だと感じている。彼女にとって真の愛とは、単にロマンチックな魅力を意味するだけでなく、両パートナーが、成長するために互いを助け合うことを意味する。

Ⅱ
〔解答〕
[8] ①　[9] ④　[10] ②　[11] ③　[12] ④
〔出題者が求めたポイント〕
〔解説〕
[8] 次の Grandmother の "No" が「ジャガイモもキャベツもない」の意味だから、"Do we have ～?" が適切
[9] 次の文で "so we're all out."「なくなった」と言っているので、「使い切った」の "I used the last of it." が適切
[10] 「そうね」という意味の "let me see." が適切
[11] Grandmother が Granddaughter にたくさん食べさせようとしているので、"You're going to make me fat!"「私を太らせようとしているわ！」が適切
[12] Grandmother は Granddaughter の健康を心配しているので、"so you don't get sick."「病気にならないように」が正解

〔全訳〕
祖母と孫娘が夕食を考えている。
祖母：あなた、お腹空いた？ 夕食何がいい？
孫娘：シチューはどう？ ジャガイモとキャベツはあるかしら？
祖母：いえ、マーケットにいかなくちゃ。パンもいるし、バターもね。今朝パンケーキに使い切ったので、ないのよ。
孫娘：分かったわ。私行く。他に何か買ってくる？
祖母：ええ、そうね。肉や魚もいるわ。あなたは成長期の娘だからね。行ったら、鮭も一切れ買いなさい。
孫娘：オッケー。鮭買ってくるわ。朝食に何かいる？
祖母：たぶん、ジャムがいるわ。2種類―ストロベリーとブルーベリー―を買ってきて。そしてあなたのコーヒー用にクリームも。
孫娘：オッケー、おばあさん。それで十分よね！ 私を太らせようとしているわ！
祖母：ええ、あなたはそれが必要よ。やせ過ぎだもの。病気にならないように、食べ物をたっぷりとるのは大事よ。健康で丈夫であるために、あなたの体はビタミンを必要としているの。
孫娘：ええ、おばあさん。あなたが一番よく知っているのね。

Ⅲ
〔解答〕
[13] ④　[14] ④　[15] ①　[16] ①
〔出題者が求めたポイント〕
〔解説〕
[13] a place to stop for the night「一晩留まる場所」。不定詞形容詞用法で、a place を修飾する
[14] Windsor Castle を修飾する関係代名詞。was の主語になるので、which が正解
[15] chance of Ving で「～する可能性」。the money は動名詞 being の意味上の主語
[16] advise「忠告する」の目的語となる that 節内なの

で、動詞は原形
〔全訳〕
(A) 空が暗くなってきたので、我々は一晩留まる場所を見つける決心をした。
(B) ウインザー城は 11 世紀に建てられたが、今でも女王によって使用されている。
(C) 目撃者がいなかったので、その金が見つかる可能性はほとんどない。
(D) 彼の友人は医者に診てもらうべきだと彼に忠告した。

Ⅳ
〔解答〕
[17] ①　[18] ④　[19] ①　[20] ④　[21] ④
〔出題者が求めたポイント〕
〔解説〕
設問文の和訳
(A) シンシア、君はもう何時間も電話で話している。お願いだから電話を切って我々の夕食に加わって。
(B) 残念なことに、私はテスト用紙に名前を書くのを忘れた。
(C) そのドライバーは、高速道路での事故後、危篤状態だった。
(D) その仕事の賃金は最低限だが、スタッフは好意的で、事務所は家から近かい。
(E) ライオンがシマウマを襲うところを見て、サファリの観光客は恐怖で後ずさりした。

Ⅴ
〔解答〕
[22] ⑥　[23] ②　[24] ②　[25] ⑥
[26] ⑦　[27] ②　[28] ③　[29] ④
〔出題者が求めたポイント〕
〔解説〕
正解の英文
(A) James proposed to offer $10,000 to whoever could identify an item in a sealed box.
(B) There is still room for improvement in the project in which we are now involved.
(C) Their working conditions are much better than most human's.
(D) It was not until later that I realized what he had been trying to say.

化　学

解答

28年度

I

〔解答〕

①⑤　②③　③②　④③　⑤⑧　⑥①　⑦⑥

〔出題者が求めたポイント〕

基礎理論

〔解答のプロセス〕

問 1.　直線形分子は $CH \equiv CH$, HCl, O_2, N_2, $O=C=O$ の 5 種。NH_3 は三角錐形，$CH_2=CH_2$ は長方形，H_2O は折れ線形，CH_4 は正四面体形である。

問 2.　原子番号 3 → Li，価電子 1 個　　5 → B, 3 個，
7 → N, 5 個　　8 → O, 6 個　　9 → F, 7 個
12 → Mg, 2 個　　14 → Si, 4 個　　17 → Cl, 7 個
19 → K, 1 個　　20 → Ca, 2 個
価電子数が同じなのは $_3$Li と $_{19}$K，$_{12}$Mg と $_{20}$Ca，$_9$F と $_{17}$Cl の 3 組である。

問 3.　a. $Na : \dfrac{46\,g}{23\,g/mol} = 2.0\,mol$

b. $KOH : \dfrac{56\,g}{56\,g/mol} = 1.0\,mol$

c. $CH_4 : \dfrac{32\,g}{16\,g/mol} = 2.0\,mol$

d. $O_2 : \dfrac{56\,L}{22.4\,L/mol} = 2.5\,mol$

e. $CaO : \dfrac{84\,g}{56\,g/mol} = 1.5\,mol$

a と c の物質量は同じ

問 4.　体積は絶対温度に比例する（シャルルの法則）から

$$360\,mL \times \dfrac{(273+47)\,K}{(273+27)\,K} = 384\,mL$$

問 5.　酸素だけの圧力を求めるから，気体の状態方程式より　$p\,[Pa] \times 831 \times 10^{-3}\,L$
$= 0.400\,mol \times 8.31 \times 10^3\,Pa \cdot L/(K \cdot mol) \times 300\,K$
$p = 1.20 \times 10^6\,Pa$

問 6.　(a)最も多いのは酸素，ケイ素は 2 位
(b), (c)正　ケイ素はダイヤモンド型の構造をしている。

II

〔解答〕

⑧③　⑨⑧　⑩⑧　⑪②　⑫⑦　⑬③　⑭⓪
⑮⓪　⑯③

〔出題者が求めたポイント〕

無機物の反応，平衡

〔解答のプロセス〕

問 1.　(1)イオン化列で Li ～ Na の金属で Ca, K, Li の 3 個
(2)水素よりイオン化傾向の大きい金属で，Al, Ca, Fe, K, Li, Ni, Sn, Zn の 8 個

問 2.　(1)気体の状態方程式より
$1.01 \times 10^5\,Pa \times 2.00\,L$
$= n\,[mol] \times 8.31 \times 10^3\,Pa \cdot L/(K \cdot mol) \times 300\,K$
$n \fallingdotseq 0.0810\,mol$

(2)$2\,H^+ + 2\,e \longrightarrow H_2$
流れた電子の物質量は水素の 2 倍であるから
$9.65 \times 10^4\,C/mol \times 0.0810\,mol \times 2$
$= i\,[A] \times 3600 \times 2.00\,s$
$i \fallingdotseq 2.17\,A$

問 3.　(1)(a) 正　(b) 正　$NaCl$ (固) $\rightleftarrows Na^+ + Cl^-$ の溶解平衡が HCl の Cl^- のため結晶方向に移動する。
(c) 正　ZnS は中性または塩基性溶液から沈殿する。
(2)NO_2 は赤褐色，N_2O_4 は無色　(a)分子数減少方向の右に平衡が移動する。　(b)容積一定であるから Ar を加えても全圧は増えるが N_2O_4, NO_2 の分圧は変わらないので平衡は移動しない。　(c)正　吸熱方向の右に平衡が移動し，NO_2 が増える。

問 4.　(1)$(+1) \times 2 + x + (-2) \times 4 = 0$　　$x = +6$
(2)$(+1) \times 2 + x \times 2 + (-2) \times 7 = 0$　　$x = +6$
(3)$H-O-O-H$ で，O 原子は H 原子 1 個と結合しているので酸化数は -1 である。

III

〔解答〕

⑰, ⑱①, ③　⑲, ⑳②, ⑤　㉑⑥　㉒④　㉓④
㉔②　㉕⑥　㉖⑨　㉗⑤

〔出題者が求めたポイント〕

金属イオンの沈殿反応と化合物

〔解答のプロセス〕

問 1.　少量の OH^-（NaOH, NH_3 水）で生じる沈殿は水酸化物または酸化物。
(i)沈殿が過剰の NaOH に溶けるのは両性水酸化物
$Al(OH)_3 + OH^- \longrightarrow [Al(OH)_4]^-$
$Pb(OH)_2 + 2\,OH^- \longrightarrow [Pb(OH)_4]^{2-}$
$Zn(OH)_2 + 2\,OH^- \longrightarrow [Zn(OH)_4]^{2-}$
(ii)沈殿が過剰の NH_3 に溶けるのはアンモニアと錯イオンをつくるもの
$Ag_2O + 4\,NH_3 + H_2O \longrightarrow 2[Ag(NH_3)_2]^+ + 2\,OH^-$
$Cu(OH)_2 + 4\,NH_3 \longrightarrow [Cu(NH_3)_4]^{2+} + 2\,OH^-$
$Zn(OH)_2 + 4\,NH_3 \longrightarrow [Zn(NH_3)_4]^{2+} + 2\,OH^-$
$Fe(OH)_3$ は NaOH にも NH_3 にも溶けない。

問 2.　(1)水酸化カルシウムである。
(2)フッ化カルシウムである。
(3)硫酸カルシウム二水和物である。
(4)ヘキサフルオリドアルミン酸ナトリウムである。
(5)塩化カルシウムと次亜塩素酸カルシウムの複塩である。

Ⅳ

〔解答〕

28 ⑤　29 ②　30 ①　31 ④　32 ⑥　33 ②　34 ④

〔出題者が求めたポイント〕

有機物の性質

〔解答のプロセス〕

問1. (1)脂肪酸では炭素数が少ないほど酸性が強い。

K_a は HCOOH : $2.9×10^{-4}$ mol/L

CH$_3$COOH : $2.7×10^{-5}$ mol/L

(2)アセトンが生じる。

$(CH_3COO)_2Ca \longrightarrow CaCO_3 + CH_3COCH_3$

(3)エタノール(第一級アルコール)を酸化すると，アセトアルデヒド(アルデヒド)を経て酢酸(カルボン酸)になる。設問の物質は還元性があるからアセトアルデヒド。

$3 CH_3CH_2OH + K_2Cr_2O_7 + 4 H_7SO_4$

$\longrightarrow 3 CH_3CHO + K_2SO_4 + Cr_2(SO_4)_3 + 7 H_2O$

(4)用途よりエチレングリコール HOCH$_2$CH$_2$OH である。水と混り，高沸点のため不凍液として利用。体内で代謝を受けると有毒化する。

問2. (1)(a)フェノールは炭酸より弱い。

(b)正　クメン法は ⟨⟩ $\xrightarrow{\text{プロペン}}$ ⟨⟩-CH(CH$_3$)$_2$
クメン

$\xrightarrow{\text{酸化}}$ ⟨⟩-C(CH$_3$)$_2$OOH $\xrightarrow{\text{分解}}$ ⟨⟩-OH + CH$_3$COCH$_3$
クメンヒドロペルオキシド　　フェノール　　アセトン

(c)正　ピクリン酸は 2, 4, 6-トリニトロフェノール

(2)(a)フタル酸1分子の脱水で生成

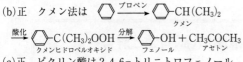

(b)正　⟨⟩（OH, COOH）である。

(c)ベンジルアルコール ⟨⟩-CH$_2$OH では-OH が直接ベンゼン環についていない(フェノールではない)から FeCl$_3$ で呈色しない。

(3)(a)正　トルエン ⟨⟩-CH$_3$ では-CH$_3$ の影響で，-CH$_3$ に対して o- と p- の位置が活性化されている。

(b)正　⟨⟩ + HNO$_3$ $\longrightarrow$ ⟨⟩-NO$_2$ + H$_2$O

硫酸は触媒

(c)得られる黒色物質はアニリンブラックで，水に溶け難い黒色染料である。

武庫川女子大学　薬学部（推薦）入試問題と解答

令和3年5月26日　初　版第1刷発行
令和3年8月31日　第二版第1刷発行

編　集　みすず学苑中央教育研究所
発行所　株式会社ミスズ　　　　　　　　　　　定価　本体3,000円＋税
　　　　〒167-0053
　　　　東京都杉並区西荻南2丁目17番8号
　　　　　　　　　　ミスズビル1階
　　　　電　話　03（5941）2924（代）
印刷所　タカセ株式会社

●本シリーズ掲載の入試問題について、万一、掲載許可手続きに遺漏や不備があると思わ
　れるものがありましたら、当社までお知らせ下さい。
●乱丁・落丁等につきましてはお取り替えいたします。
●本書の内容についてのお問合せは、具体的な質問内容を明記のうえ、ハガキ・封書を
　当社宛にお送りいただくか、もしくは下記のアドレスまでお問合せ願います。
〈 お問合せ用アドレス：https://www.examination.jp/contact/ 〉